新安医学特色系列教材

新安医学医案精选

（供中医学类、中西医结合类专业用）

主　编　刘兰林

副主编　吴毅彪　蒋宏杰　张永跟

编　者　（以姓氏笔画为序）

刘兰林（安徽中医药大学）

李玉梅（安徽中医药大学）

李姿慧（安徽中医药大学）

吴毅彪（安徽中医药大学）

郜峦（安徽中医药大学）

余海林（淮北矿工总医院）

张永跟（安徽中医药大学）

蒋宏杰（安徽中医药大学）

中国健康传媒集团
中国医药科技出版社

内 容 提 要

《新安医学医案精选》系以医家医案的形式客观反映明清至现代著名新安医家临床经验为宗旨，是以培养学生掌握新安医家论治临床各科疾病的思想和方法，提高临床基本技能，有效指导临床实践为目的，精选、精评、精编而成。本教材将新安历代名医医案融为一炉，选取新安医家近20部医案中诊治的50个常见病种，85则医案。以各家医案为纲，以内科为主，兼妇科、外科、儿科及外感病的病种为目。全书内容共分8章，每章医案下以病种分节名，以病机命案名，章节下加以概述，阐明该病的定义、病因病机及新安医家辨治该科该病的特色。每案后附按语。旨在突出新安医家独到的辨治特点及指导临床的实用价值，或论述新安名医对某病辨治之关键，或论述对某方某药运用之体会。以鲜活的案例形式较好地反映了历代著名新安医家的临床成就，甚具实用价值，适合中医类及相关专业读者进行学习。

图书在版编目（CIP）数据

新安医学医案精选 / 刘兰林主编 . -- 北京：中国

医药科技出版社，2024.7. --（新安医学特色系列教材）.

ISBN 978-7-5214-3914-4

Ⅰ. R249.1

中国国家版本馆 CIP 数据核字第 2024HA4211 号

美术编辑 陈君杞
版式设计 友全图文

出版　**中国健康传媒集团**｜中国医药科技出版社
地址　北京市海淀区文慧园北路甲 22 号
邮编　100082
电话　发行：010-62227427　邮购：010-62236938
网址　www.cmstp.com
规格　787×1092mm $^1/_{16}$
印张　5 $^1/_2$
字数　128 千字
版次　2024 年 7 月第 1 版
印次　2024 年 7 月第 1 次印刷
印刷　北京京华铭诚工贸有限公司
经销　全国各地新华书店
书号　ISBN 978-7-5214-3914-4
定价　**39.00 元**

版权所有　盗版必究

举报电话：010-62228771

本社图书如存在印装质量问题请与本社联系调换

获取新书信息、投稿、
为图书纠错，请扫码
联系我们。

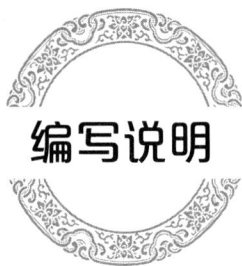

编写说明

新安医学是中国传统医学中文化底蕴深厚、流派色彩明显、学术成就突出、历史影响深远的重要研究领域，是徽学的重要组成部分。作为"程朱阙里""理学故乡""儒教圣地"的徽州是一片盛产"文明"的土地，新安医学正是这一文化土壤的不朽产物，在中国医学史上写下了灿烂的篇章，对中医学的发展作出了巨大贡献。

新安医学以历史悠久、医家众多、医著宏富而著称于世。据考证，自宋迄清，见于资料记载的新安医家达800余人，其中在医学史有影响的医家达600多人，明清两代更是新安医学鼎盛时期，故有中医人才"硅谷"之称。

医著方面，据《新安医籍考》所载新安医家共编撰中医药学术著作800余部。如南宋张杲《医说》，是我国现存最早的医史传记类著作；明代吴崑《医方考》是我国第一部注释方剂的专著；江瓘《名医类案》是我国第一部研究和总结历代医案的专著；方有执《伤寒论条辨》开错简流派之先河；清代郑梅涧《重楼玉钥》是我国第一部喉科专著。在近代中医所推崇的"全国十大医学全书"之中，出自新安医家的就有明代徐春甫《古今医统大全》、清代吴谦《医宗金鉴》和程杏轩《医述》3部。此外，明代孙一奎《赤水玄珠》，陈嘉谟《本草蒙筌》，清代汪昂《汤头歌诀》《本草备要》，程国彭《医学心悟》，吴澄《不居集》以及迁徙苏州的叶天士《临证指南医案》，都是临证习医者的必备参考书，被中医高等院校编入教材。

新安医家在医学理论、临床医学和药物学等方面皆多有建树，一些学说已成为当代中医理论的重要组成部分。如明代汪机融李东垣、朱丹溪之学而发明"营卫一气"说，提出了"调补气血，固本培元"的思想，开新安温补培元之先河，并最先提出"新感温病""阴暑"说，在外科上主张"以消为贵，以托为畏"。孙一奎临证体验到生命"活力"的重要性，用"太极"对命门学说进行阐发，创"动气命门"说，揭开了命门学说指导临床的新篇章。方有执大胆将《伤寒论》整移编次，创"错简重订"说，开《伤寒论》错简派之先河，揭开伤寒学派内部争鸣的序幕。吴澄专门研究虚损病证，创"外损致虚"说，与叶天士"养胃阴说"相得益彰；余国珮创万病之源、"燥湿为本"说，皆当时"医家病家从来未见未闻"之学术见解。郑梅涧创论治白喉"养阴清肺"说；程国彭《医学心悟》总结"八字辨证"说，创立"医门八法"说；汪昂《本草备要》《汤头歌诀》创"暑必夹湿"说，是对王纶治暑之法"宜清心利小便"的重要发挥，为叶天士以后的暑病治疗建立了基本原则。

新安医学临床各科更是名医辈出。数十家世代相传的"家族链"享誉各方，成为中医学术继承的典范。在数百种现存的临床专著中所提出的精辟见解、理论和方法，均代表了明清时代的前沿水平。新安医家的临床经验集中反映在数十部医案专著中，数百种疾病诊治的真实记录成为不可多得的珍贵财富。新安医家的学术思想通过丰富、生动的医论医话得以展示和传播。新安医家创造性地提出方剂分类理论，创制众多历验不爽的新方至今仍在临床广为应用，而对中药精辟阐发的本草著作传播极为广泛。

新安医学众多医家各抒己见，兼收并蓄，形成了众多的学派，主要有明代汪机开创的"温补培元"派，方有执为代表的《伤寒论》的"错简重订"派，清代郑梅涧为代表的"养阴清润"派，叶天士为代表的"时方轻灵"派，汪昂为代表从事医学科学普及的"医学启蒙"派，以及经典注释家中的"改革创新派"等。一些学术派别已成为当代中医各家学说的重要一支，是中医学宝库中不可分割的重要组成部分。

为了更好地传承创新发展新安医学，我们组织编写"新安医学特色系列教材"，力求做到短小精练，易教易学。"新安医学特色系列教材"涉及新安医家学术、医案、医话、医论、方药、针灸以及内、外、妇、儿、五官各科，是在原始文献基础上的一次关于新安医学学术特色和临床成就的集中总结和提炼。《新安医学导论》《徽文化概论》从总体上对新安医学及其文化基础进行介绍。《新安医学学术思想》对新安医家群体的学术思想进行提炼，理论联系实际，阐发学术特点，突出临床应用。《新安医学医案精选》纲目明细，突出新安医家的独特治验和用药风格，使新安医家临床经验更易于师法。《新安医学医论医话精选》对一些医论医话进行精选，介绍一批优秀的新安医家原创经典之论。《新安医学方药精选》介绍新安医家在方剂和药物学方面显著成就，突出介绍原创方剂。《新安医学内科精选》详细介绍了新安医家对内科疾病的病因、病机、诊断、治疗等方面的经验。《新安医学外科精选》集中展现了新安医家在外科和骨伤科领域的临床成就。《新安医学妇科精选》系统整理了新安医家的妇科临证经验。《新安医学儿科精选》对新安医家儿科成就进行了精辟的介绍；《新安医学五官科精选》介绍了新安医学五官科临床创新的独到特色。新安针灸医家的学术特点和成就在《新安医家针灸学说》中得到系统的介绍。而《新安医学概论》（上、下）则是适合于普通班教学的浓缩本。"新安医学特色系列教材"的编写，对培养真正的具有新安医学特色的高素质中医人才，将具有重大意义。

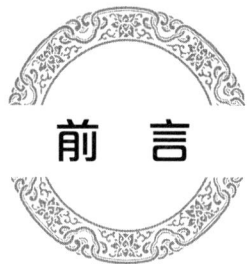

前　言

　　《新安医学医案精选》是"新安医学特色系列教材"之一，源于"教育部特色专业"中医学专业新安医学特色教育和"新安医学教学改革试点班"的安徽中医药大学校内自编教材，是"特色专业"教学内容、教学方法改革的重要组成部分。

　　根据普通高等中医药院校中医学专业本科生的培养目标，结合特色专业和教改试点班的培养目标，我们本着理论联系实际，传承和发扬新安医家的宝贵财富，客观反映明清至现代著名新安医家临床成就的宗旨，对新安著名医家的医案，诸如明清时期汪机的《石山医案》、孙一奎的《赤水玄珠》和《孙文垣医案》、郑素圃的《素圃医案》、叶天士的《临证指南医案》、吴楚的《医验录》、汪廷元的《赤崖医案》、程仑的《程原仲医案》、程文囿的《杏轩医案》、陈鸿猷的《管见医案》、余国佩的《婺源余先生医案》，近代名医《王仲奇医案》《程门雪医案》及现代名医王任之、王乐匋、李济仁等医案精选精评，编成《新安医学医案精选》教材。

　　本教材将新安历代名医医案融为一炉，选取新安医家诊治的常见伤寒、温病、内科、妇科、外科、儿科50个病种，85则医案。编写体例以各家医案为纲，以内科为主，兼妇科、外科、儿科及外感病的病种为目。对某一病，汇各医家治疗该病之独特经验于一帙，使丰富多彩的名家治验，纲目明细，一目了然。全书内容共分8章，第1章绪论主要阐述新安医学医案的特色与风格；第2～6章所选医家医案按科别逐一分章；第7章为新安医学医案之学术传承与治学启迪；第8章为本门课程思政案例举隅。每章医案下以病种分节名，以病机命案名。每章节下加以概述，阐明该病的定义、病因病机及新安医家辨治该科该病的特色。每案后附按语。旨在突出新安医家独到的辨治特点及指导临床的实用价值，或论述新安名医对某病辨治之关键，或论述对某方某药运用之体会。以鲜活的案例形式较好地反映了历代著名新安医家的临床成就，甚具实用价值，易于师法。

　　本教材以医案的形式反映新安医家的临床经验，目的是让学生掌握新安医家论治临床各科疾病的思想和方法，提高临床基本技能，有效指导临床实践。本课程的教学以临床病案为传授知识的切入点，建立"实践-理论-实践"的认知形式，以训练和提高学生的临床基本技能，融入思政元素，不仅增强学生对中医理论学习的兴趣，发扬中华优秀传统文化的理念，而且通过学习历代新安医家的典型案例和医德医风，坚守职业道德和理想信念，克服侧重理论学习、脱离临床实际的弊端，缩短学生临床实习和走上工作岗位后的适应周期。

编　者

2024年4月

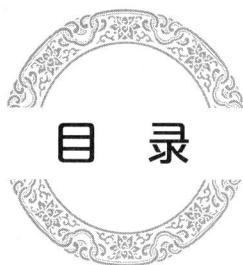

目 录

第一章 绪 论

医案是医家临床诊治疾病的真实记载。它直接反映了各医家临床辨证施治的规律、用药风格与学术思想。同时也是医家临床经验与心得的集中体现。因此，读医案历来被认为是研究医学的重要途径和方法。周学海先生说"宋后医书，惟案好看。"而清代张山雷先生也曾说"多读医案，绝胜于随侍名师，而相与晤对一堂上下议论，何快如之。"可见先贤对医案的重视。

据《新安医籍考》所考证的新安医家医案约70余部，然存世者约30余部。本教材所录新安医学医案，皆是从众多医案中精心选编的。

第一节 新安医学医案诊治特色

新安医学医案众多，其诊疗思想各有特色，下面就本书所涉多部重要医案的概况与学术特点作一概述。

一、《石山医案》主张温补培元重用参芪

《石山医案》是汪机众多著作中影响较大的一部。本书共载录160余例验案，内容涉及内、外、妇、儿诸科，其学术思想本源于《内经》《伤寒论》，而重李、朱之学，旁及诸家，其临床诊治特点则以培补元气，擅用参芪温补中气。王乐匋先生曾这样评价：汪机虽传朱丹溪之学。避开相火立论，以为阳有余便是气有余；又避开阴不足之论，认为阴不足实是荣气不足。卫气与营气，皆借脾胃水谷之气以生，脾胃有伤，非甘温之品不能补，而参芪味甘辛温，为补脾胃之圣药；脾胃无伤，营卫便可资，元气便有所助，即有外邪，也不致有大的伤害了。

如治休宁程勇案，"休宁程勇，年三十余。久病痫证，多发于晨盥时，或见如黄狗走前，则昏瞀仆地，手足瘈疭，不省人事，良久乃苏。或作痰火治而用芩连二陈汤；或作风痰治而用全蝎僵蚕寿星丸；或作痰迷心窍而用金箔镇心丹，皆不中病。居士诊之，脉皆缓弱颇弦，曰：此木火乘土之病也。夫早晨阳分，而狗阳物，黄土色，胃属阳土，虚为木火所乘矣。经云：诸脉皆属于目，故目击异物而病作矣。理宜实胃泻肝而火自息。《神农本草经》云：泄其肝者缓其中。遂以参、芪、归、术、陈皮、神曲、茯苓、黄芩、麦门冬、荆芥穗，煎服十余帖，病减。再服月余而安。"

二、《孙文垣医案》传汪氏之学擅用温补而有所发展

《孙文垣医案》明·孙一奎著。孙氏字文垣，号生生子，新安休宁人。《孙文垣医案》又称《孙氏医案》《生生子医案》，内含《三吴治验》二卷、《新都治验》二卷、《宜兴治验》一卷，共计收载398则医案，内容涉及外感温热、内科杂证、妇人胎产等。王乐匋先生评价：从《孙氏医案》中可以看出孙氏治病注意正气的培养，擅于运用虚实补泻以调整气机

之运行。孙氏强调肾间动气的作用，反对一味"滋阴降火"，每喜把甘温益气与辛热温阳相伍而用，对阴阳两虚的病证，也力倡温补阳气为先。他是汪机的再传弟子，受业于黟县黄古潭，但却发展了汪机的学说，将参芪益气与温补下元联系起来。他曾说"吾友仿余用温补下元之法"，可见他的温补主张，在新安地区有一定影响。

三、《程茂先医案》倡"火与元气不两立"说，甘温以除大热

《程茂先医案》乃明末新安歙县人程从周所著。本书共载医案90余则，医案所涉内容广泛。程氏"负笈邀游，冀仿明师"曾游历江浙一带达20年之久，最后定居扬州，名盛当地。行医中"每有一得之愚，能活一人之命者，录其颠末，藏诸笥中，日积月累，遂成其帙。"其临床治疗善用参附温补，似与汪机"温补培元"相类。如医案记载方鸿宇长郎案（伤寒表散太过气虚案），此案即为甘温除热法之典型医案，前医发汗数次，不仅热不去而热愈甚。程氏所谓"症属元气大虚，表散太过，火与元气不两立，法当补中，庶可退热"。则充分体现了甘温补益中气而可退热的治疗思想，而甘温除热的理论依据则在于"火与元气不两立"。

四、《医验录》专论救误而喜用温补

《医验录》共分初集和二集二部，为清代新安歙县医家吴楚（字天士）所作。吴氏治症，善用温补，尤对真假寒热能精思明辨，救死回生。可以说，吴氏《医验录》是一部救治的专集，实用价值很高。中国中医研究院、中国医史文献研究所陶广正、张同君先生在《医验录初集》校后记中曾评价说，本书"所选医案皆是疑难易错且经他医者一再误治，濒危殆，后经吴氏抢救得生的验案。可以说是吴氏救误的专集。"程亦成氏在《医验录二集》的校后记中这样评价："吴氏临证，喜用温补，尤其对真假寒热能精思明辨。他从伤寒病有'热入血室'悟出亦当有'寒入血室'，言'古人往往只说一半，后之明者常可悟其全'。这些至今都有实用价值和启发意义。"

五、叶桂医案颇丰，用药以轻清灵巧见长

叶天士，名桂，字天士，号香岩。祖籍安徽新安歙县，行医于江苏吴县。其祖父叶紫帆、父叶朝采均为新安名医。叶氏平生诊务繁忙，虽无亲笔著述，但其临证医案，辞简理明，"无一字虚伪，乃能徵信于后人。"现在所流传的《临证指南医案》《叶案存真类编》《未刻本叶氏医案》《徐批叶天士晚年方案真本》等，比较真实地反映了叶氏的学术思想和诊疗经验。

叶氏不但精于内科，对幼科、妇科、外科等也多有建树。尤其对温病的辨治，首创卫气营血辨证，审证立方，不执成见，治疗源于新安医学的时方轻灵派，用药以轻、清、灵、巧见长，成为江南中医辨证遣药的一大特色。

《临证指南医案》系叶天士去世后，由他的门人，取其方药治验，分门别类编著而成。该书刊于1766年，内容包括内科杂病、妇科与儿科，体现了叶天士治病辨证细致，善于抓住主证，对症下药。其中以温病治案尤多。

《叶案存真类编》为叶天士元孙叶万青辑。本书病脉证方药齐备。周学海氏在评点《叶案存真·自序》中说："叶先生于外感，最长于温热；于杂病，最长于虚损；总是长于治郁而已，自来医案皆自编辑，故必其证之稍新，治之已效者，乃从而著之。其寻常易晓者，不多见也。先生案辑于后人，得失兼收，瑕瑜不掩，因其所矣！而案之宏富，遂为医林中独成一子，好学得思者，正乐而读之，以观其真，岂非盛事耶！"本书虽辑于后人，但得失兼收，瑕瑜不掩，且案之宏富，可独步医林。兼之周氏加校注评点，可供借鉴。

《未刻本叶氏医案》，本医案系按日抄录门诊方，未曾经过修饰整理，为可靠之叶氏原按。程门雪在校读中谓本书"议论之恢宏，治疗之奇特，收罗之广博，自不及《指南》之富，《存真》之精。而特有之好处，亦二书所未有也。"

《徐批叶天士晚年方案真本》共二卷，亦为叶氏门人辑其晚年治验整理而成，共收病案497例。是书编写体例与《临证指南医案》大致相同，病案所涉内、外、妇、儿各科，或旁加引证，探究病之本源，或融哲理于医理，浑然而成，亦有寥寥片语而就，却也言简意赅，加之清代大儒徐灵胎批语，每中肯綮，豁然于目，实为临证之又一指南矣。

六、《素圃医案》主张温阳益火，而多以姜附起病

《素圃医案》为郑重光所著，郑氏字在辛，晚年自称素圃老人，明末清初徽州歙县人，全书共收录医案187则（含续案），吴守远氏在《素圃医案》校后记中这样评价："论治以阴证居多，故议治多以温补见长，尤以多用姜、附起病，为本书一大特色。但郑氏治疗暑证疟痢，亦用白虎、承气、生地、知母之属，非一概排斥苦寒凉泄者"。

郑氏重视温补阳气，但同时也强调阴阳平衡的医学思想，在他的自序及医案中阐述得十分清楚，尤其对朱丹溪所谓"阳常有余，阴常不足"的学术观点提出了不同的看法。郑氏认为："夫人身命之所系，阴与阳而已。阴阳和而生意遂焉，偏胜则害，汤液所以救其偏而和之也，是故药之为性，不寒则温，不升则降，不补则泄，不泻则涩。而轩岐以来，圣神辈出，悉当兼收并蓄，待用无遗，而曾不敢为划一之规，使去温取寒，存补废泄者，凡欲以药性之偏，救人气血所偏也。自朱丹溪殿于张、刘、李三家之后，成一家之言，而为之说。引日月之盈亏，以喻阳常有余，阴常不足，遂印定后人耳目，专事苦寒以伐真阳。呜呼！夫人身气血之所偏，而率皆阳盛阴虚也，丹溪之治，亦无误焉。不然，真阳既亏，而复甚之，苦寒以伐之，其亦不仁甚矣！"

《素圃医案》载汪紫臣翁痢下脓血案，历医二三人而不效，郑氏据脉诊为"大瘕泻"乃肾气虚也，并认为肾主二便，今大小便一齐并出，小便不能单行，此虚证之一。理宜补气，药用参、芪、术、归、附、故纸、五味、升麻，药服月余方效，郑氏认为此类虚寒痢"虚回痢自止，不能计日取效"，并认为"若作痢治，则去道甚远"，并"期以小便能单出为效"，果验。可见郑氏对温补法运用的一种自信。郑氏之"温阳益火"较之于石山"温补培元"虽相类，然又有不同之处。郑氏力倡阳气之说，擅用姜、附；汪氏则主张培补元气，而善用参芪。

七、《冯塘医案》擅长杂证虚劳，言简意赅，卓然不群

《冯塘医案》作者程有功，字思敏，清·嘉道年间新安名医之一。因其为歙县冯塘人，故其医案名为《冯塘医案》。程氏擅长诊治杂病及虚劳，《医述》编者程杏轩对其甚为推崇。《冯塘医案》载正案162则，多为杂病验案，言简意赅，卓然不群；论病遣方颇具特点。编者叶孟耶（新安名医叶馨谷之曾孙）在按中尝谓"先生当时声名藉甚，远道就诊极多，先生擅长本症，此《脏腑论》，皆其别有会心提要钩玄之作。一脏腑之下，举二三寻常书所不详之病，疏疏落落，名医信笔记载，非务为外观，满纸敷陈，人云亦云之比。其中大寓精义，须极经意，沉潜玩味，始能领略。不可以其语似平淡而忽之也"。

八、《管见医案》推崇先贤而尤重景岳之说

《管见医案》作者陈鸿猷，字长谷，徽州祁门人。本书乃陈氏晚年辑其生平治验整理而成，共收病案58则，内容涉及内、外、妇、儿各科，每案脉症悉具，方药详尽，使读者一目了然。陈氏之说多推崇先贤之论，尤于景岳之说有心得，又于病案之中记载他人治疗经过，乃至陈氏所医，孰利孰弊，必于案中讨论，于读者不无裨益。其自序曰：今老矣，无能为矣，延请者已概为却之矣。惟远近篮舆扶病来舍就诊，所不容辞者尚少虚日。于中有屡谓予刊记新旧验治，以谛诸后贤者。予常领之，审不应重却其请焉，而无如衰惫神迷，旧无记籍，追记从前诊验，茫然遗忘者多多。乃以未尝遗忘兼涉疑难者，仅得其中之一二，随记随录，漫无伦次，不避粗细，梓而存之，颜以《管见医案》。

九、《杏轩医案》师古不泥古，治疑难重症颇有心得

《杏轩医案》为清·程文囿所著，程文囿，字观泉，号杏轩，徽州歙县人。该书分初集、续集、辑录三集，共收医案162例，为作者历年所治疑难病症验案，于病证、病理记述颇详，审症亦较细致。对于真假寒热、实证类虚、阴极似阳等复杂病症的辨析，颇能掌握要领。在治法上亦能汲取诸家之长而有所发挥，立方遣药能随证灵活化裁。诚如程氏自序中所云："夫医之为术也。蔑古则失之纵，泥古又失之拘。余自业医以来，以古为师，亦或间出新意，以济古法所未及。"王乐匋先生在《新安医籍考》中曾这样评价：所治皆疑难重症，得其治疗而愈。间亦记录未效之案，此为用以考其得失而然，然亦可见其实事求是学风之一斑。杏轩治案，用景岳法者殊多，然亦并不拘于景岳，可见其为学之广收博采。

十、《婺源余先生医案》论燥颇多创树，力倡"柔肝"之法

《婺源余先生医案》清·余国珮。余氏，字春山，徽州婺源人，其医著尚有《医理》《本草言体》《痘症辨证》等。是书共收录医案70余则。书中所列诸症，多从辨析"燥湿"论治，而论"燥"尤为详尽，并颇多创见。本书编写体例与一般医案不同，有案、有论、有方。其在书中自序云："予述家传医理，立论传方，不无颇有异于古法，医家病家从来未见未闻，诚虑漠视置之，故择近年共见共闻，某姓某名，凿凿可凭者，各存一二以为式，而案中多燥症之条，此又是补前人未发之法。"由此亦可见本书的学术价值。

余氏在治疗黄妇暑湿疟发胁痛案中，提出了治肝郁以"柔肝"之法，而忌以香燥之品的学术见解。对"木郁达之"理解为"养液以舒肝，即是条达之义"，治疗肝郁，力倡柔肝之法。认为大凡治疗肝郁胁痛，大率以辛香理气，如香附、乌药、沉香、郁金、木香、青皮、橘叶之类，次则柴胡、赤芍、元胡以为舒肝解郁，或引"木喜条达"之句率用辛散，实皆未得治肝之义。余氏认为，风木善动治以缓、柔、静。人们只知顺气以行血而不悟养血以运气之理，益元阴则阳无以施其化，故养液以舒肝，即是条达之义。

十一、《王仲奇医案》及其学术特点

《王仲奇医案》王仲奇（1881—1945），徽州歙县人，出生于医学世家，为其第四世传人。王仲奇年轻时即以擅治感症和蛊胀等大疾而名噪乡里，1923年由徽迁杭，同年秋复迁沪，所治以疑难杂症为多，誉满申江，并远播海内外，而被尊为近代新安医家的杰出代表。

由于王氏因诊务繁忙"一生难得清闲日，百岁仍多未了缘"，《王仲奇医案》一书，由其后人根据其存留的部分脉案整理而成，计分40门，辑709案。其内容有如下特点：①以经络学说追本穷源，阐发脏腑病变机理。②重视肾气、胃气的作用，并提出"物必先腐而后虫生，人必先伤而后邪入"的医学观点。③对脑的认识，王氏别有会心，认为人身精血充足，则"脑为之满"，于是耳目聪明；如果肝肾精血有亏，则"脑髓宗脉弗能宁静"，于是"目为之眩，耳为之鸣，头为之倾，坐卧行动如坐舟车中"了。认为这些证候，虽以肝肾病变来解释，其实都与脑气相关。④重视患者的心理因素，认为人可以因郁致病，病又可以使郁加重。⑤治学上力主博采，故案语不限于医籍，也引据诸子之书，而用方也常是经方、时方并用，反映出了王氏在临床上的诊治特色。

第二节 新安医学医案书写风格

新安医学每则医案都是医家毕生的经验与心得的真实记录。孙一奎曾说"医案者何？盖诊治有成效，剂有成法，因记之于册，俾人人可据而用之。""余兹举生平所偶中者笔之，著其症，详其脉，备述其治法，与药之君臣佐使，令之寒暑温凉，色之者青红黑白，悉次而毕录者，因以识余临病不苟，投剂不妄，以一得之愚就正有道。亦以俾我后人工是业者，一展卷间，较若指掌可寻而从事矣。"新安医学每部医案中，都有各医家一生最得力之处和各自的风格与特点。

一、亦案亦论，夹议夹叙

此类医案常把患者病情的来龙去脉和治疗经过（包括误治），层层步步叙述得具体详尽，"如老吏断狱"，读来令人难以释卷。品味这类医案不仅是我们学习新安医家临床经验，也是把握其学术思想的重要途径。有些医家由于一生诊务繁忙，留于后世的医著甚少，如王仲奇先生"到门就诊，昼则纷扰不堪，奔命专征，夜则驰驱不已"，所以经其后人整理的《王仲奇医案》，即成为研究王氏学术思想的唯一途径。

品读一则这样的医案犹如聆听一堂医案分析课，精彩而引人入胜，不仅学到了经验，

也提高了分析问题和解决问题的能力。常见的此类医案，如《石山医案》《孙文垣医案》《医验录》等（后世《王仲奇医案》中亦常见之）。

二、案语极简，涵泳不尽

阅读新安医家之医案，脉案记录简练者不少，然论案语之极简练者则莫过于叶天士先生。程门雪在《未刻本叶氏医案》校读记中谓"其中案语有极简者二字（如脉弦，脉左弦之类），且甚多，可见当日风气。寻常门诊，不重脉按。然以理推之，恐必是复诊或再三诊之类，其始诊必不如斯简略耳，此等按，人以为无可取，余仍珍视之者，良以以药推证，亦得六七，且其配合之美，同一可研味，故不废也"。程氏之评论中肯，此类医案语虽不详，然涵泳不尽，殊可研味。要善于于无字之处读懂医案的深刻含义，而以药测证则是"研味"此类医案最好方法，不可以其简而忽之。

三、过程详尽，脉案完备

这类形式的医案大致为近现代新安医家医案，常列初诊、再诊、三诊，多至十数诊者，亦不乏其例。由于整个诊疗过程中的理法方药记载较为详尽，故品读此类医案更易准确地把握病情发展规律以及医家在诊治过程中的辨证、立法、遣方、用药的思路，脉络清晰，易于师法。如王仲奇、程门雪、王任之、王乐匋等医案均属之。

四、救误医案，启示后学

新安医案的另外一个特点就是除了验案外，尚有一部分属于误治后的救治医案，如吴楚《医验录》就是一部救误的专门医案。这类救误医案对于后学者来说则更具有警示作用，是不可多得的反面教材。

五、亦儒亦医，医艺并茂

此外，在徽文化的熏陶下，新安医家均有较为深厚的传统文化的功底而多为儒医，他们亦儒亦医，医艺并茂的特质，使得他们医案案语甚富书卷气，同时也是不可多得的文学作品或艺术品。如新安画派代表人物国画大师黄宾鸿在评价王仲奇脉案手稿时，曾有这样的赞叹：这不仅是处方签，更是一件不多得的书法艺术品。

思考题

1. 简述新安医学名医医案的风格和新安名医医案的特色。
2. 《石山医案》的临床诊治有何特点？
3. 郑重光《素圃医案》的学术特点是什么？

第二章 外感病医案选读

外感病是指六淫、疠气等外在病邪所致疾病的总称，其包括历代文献载述的伤寒、温病二大类疾病。现在一般把外感疾病中除风寒性质以外的急性热病都列入温病的范围。故本章论述的外感病医案范围包括：伤寒、风温、春温、暑温、伏暑、湿温、秋燥、温毒、瘟疫等。

本章所辑选的外感病医案较为全面，基本涉及伤寒、温病各个病种，体现了新安医家辨治外感病的特色。诸如：吴楚善用仲景方治疗伤寒，一剂麻黄附子细辛汤治愈素体阳虚，复感风寒的案例；叶天士辨治风温初起，出方灵巧，指出"温邪忌汗"的观点；孙文垣以清解法治疗春温过时热病，一帖而神清的验案；陈鸿献辨治感受湿热案，以龙胆泻肝汤三剂而瘥，为龙胆泻肝汤成功运用的范例；诸如此类，不一而足。案例中的学术观点及实践经验为后世辨治外感病提供了重要参考价值，值得研究和借鉴。

第一节 伤寒案

伤寒的含义有广义和狭义之分：广义者指一切外感热病的总称，狭义者指外感风寒，感而即发的具体疾病。仲景《伤寒论》六经辨证论治体系曾长期指导外感病的认识和处理，但其中所论是以风寒病邪引起的外感病为典型例证，主要是狭义伤寒的症候表现和演变规律的归纳和总结。本节所辑选的伤寒案即是由风寒病邪引起的初起以风寒表证为特征的具体外感病的案例，体现了新安医家运用六经理论和经方辨治伤寒的临床心得。

伤寒初入少阴案

庚午秋，在北闱乡试，将入闱试时，大司马李公讳天馥。家有一西席，亦欲应试，而忽大病。浑身壮热非常，却畏寒穿棉衣；头不痛，惟腰痛。虑不得与试，急迎余视之。其脉浮软，按之甚细。余思此脉非阳脉也；发热喜棉衣，非表热也；头不痛，无阳症也；腰痛是肾病也。此为寒入少阴无疑矣。切告之曰：此症须用药得法，万勿轻用寒凉，非寻常感冒可比。余回寓，急备麻黄附子细辛汤一剂，与家人携去。楞香家叔问是何病？用何药？余答曰：此伤寒初入少阴，故须麻黄附子细辛汤，驱少阴之寒。今用之早，用之当，一剂可愈，尚能入试。稍一错误，不但不能入试，且有性命之忧。今只与药，不曾写方。彼若见方，必疑而不服，反误事。所谓可使由之，不可使知之也。次日轿过李府前，专人询之，病已痊愈，即收拾入内城乡试矣。果一剂而愈，为之欣慰（《医验录（二集）》）。

按语： 麻黄附子细辛汤，出自《伤寒论》，功用助阳解表，原为素体阳虚，复感风寒表证而设。本案浑身壮热非常，然身穿棉衣，脉伏软而细，又有腰痛畏寒，则兼里寒，诊为伤寒初入少阴，以麻黄发在表之邪，附子温少阴里寒，细辛专走少阴，助其辛温发散。全方补散兼施，无损于阳气，一剂而愈。此外，"只与药，不写方"恐其见方疑而不服，充分说明临床用药必须顾及病家心理。

第二节 风温案

风温是由风热病邪引起的初起以肺卫表热证为特征的外感疾病，属外感病中的温病范畴。本病以冬春居多，发于春季者名曰风温，发于冬季者又名冬温。临床感邪即病，故为新感温病，发热、微恶风寒、咳嗽、口微渴、苔薄白，脉浮数等症为其主要表现。新安温病学家叶天士谓："风温者，春月受风，其气已温。"又说："风温乃肺先受邪，逆传心包，治在上焦。"阐述了本病的病机特点、传变趋向和治疗原则。本节所辑选的风温案即是以叶天士运用卫气营血理论辨治风温的临床验案，理法俱详，至今仍具有重要的参考价值。

风热犯肺案

某。风温从上而入，风属阳，温化热，上焦近肺，肺气不得舒转，周行气阻，致身痛、脘闷、不饥。宜微苦以清降，微辛以宣通，医谓六经，辄投羌防，泄阳气，劫胃汁。温邪忌汗，何遽忘之？

杏仁、香豉、郁金、山栀、瓜蒌皮、蜜炒橘红。（《临证指南医案》）

按语：本案患者外感风温之邪，风属阳，温化热，宜袭上焦肺脏，如叶氏《温热论》曰"温邪上受，首先犯肺"，故肺失宣降，不能宣散卫气，百脉通调不畅，而致脾胃无精血濡养，功能失常，故见身痛、脘闷、不饥。且叶氏认为此虽为肺卫表证，然治法又与伤寒有别，忌用辛温发汗，应微苦以清降，微辛以宣通，若轻投羌活、防风之品易致泄阳气、劫胃汁，因此切记"温邪忌汗"。杏仁苦微温，入肺经，使肺气得疏；香豉、山栀苦寒，外解风温之邪；瓜蒌皮、橘红清肺化痰，利气宽胸。

第三节 春温案

春温是一种发于春季的常见外感温病。有着起病急骤，证候复杂，病情危重等特点。本病的病因是温热病邪，在人体正气有虚，尤其是阴津亏虚的情况下，病邪侵入机体而发病。临床以高热烦渴，甚则痉厥神昏等里热炽盛为主要特征。

新安医家对春温概念的论述不尽相同，如明代汪石山云："有不因冬伤于寒，至春而病温者，此特春温之气，可名曰春温。"其说实指春季感受时令温邪而发的新感温病，而非伏气之春温。故后世认为是汪石山奠定了新感温病之说。清代叶天士则认为："春温一证……昔人以冬寒内伏，藏于少阴，入春发于少阳"，其说实指春温为伏气温病。就本病而言，因其初起以里热炽盛为特征，故现今所论之春温病是一种病发于里的伏气温病。对于春温病的辨治，新安医家主要运用卫气营血辨治理论，治疗以清泄里热，养阴生津为原则，刻刻顾护津液是其治疗学特色。

热盛气分案

程孺人黄氏，予之内亲也，发热头痛，遍身如赤，口渴，谵语，饮食不进。先已迎程文峰氏疗之，认为痛风症，授以蜡丸及辛温之剂进之。余适至，为之诊，六部弦而洪数，视其舌，皆沉香焦躁、芒刺、深厚，神渐昏沉。乃语之曰：此春温过时热病也，法宜清解。彼视为痛风而用辛温，是谓如火益热，适足以戕生，非卫生也。方和宇氏亦以予言为是，乃用石膏五钱，知母、麦冬各三钱，竹茹、甘草、黄连各一钱，生姜三片。一帖而神清，再帖汗津津出，始能言，热解食进，又两帖，一身轻快，自能坐立。再用薏苡仁、麦冬、白扁豆、甘草、黄连、白芍药、香薷、白茯苓调养而愈。（《孙文垣医案》）

按语：春温是冬令感受寒邪，郁伏化热，发于春季的一种伏邪温病。初起即以高热，烦渴，溲赤等里热证候为主要表现。至于春温发病的内因，早在《内经》即有冬不藏精，春必温病之说。本案有发热，口渴，谵语，但未见营血证候，知其病在气分。前医误投辛温之剂如抱薪赴火，加重了病情，其治疗当以清解为法，遂投石膏、知母、麦冬等清热之剂，汗出热解食进。

第四节　暑温案

暑温是炎夏酷暑之季感受暑热病邪，临床以阳明热盛为特征的外感热病。本病有严格的季节性，《内经》有"先夏至日为病温，后暑至日为病暑"之说，夏季暑气当令，气候炎热，每易形成暑热病邪。其时人若劳倦过度，耗伤正气，或体质素弱，抗邪能力不足，则病邪乘虚侵袭而发病。新安医家叶天士提出"夏暑发自阳明"及"暑邪必夹湿"的见解，即明确指出了暑瘟的发病与病理特点。由于暑热中人迅速，不仅径入阳明气分，且极易内陷心营，闭阻心包，故其病理传变迅速，易于出现伤津耗气和窍闭动风的严重局面，临床以高热、神昏、痉厥为三大主症。

新安医家重视对暑瘟的辨治，从所辑选的医案可以看出，主要运用卫气营血理论辨别暑邪在气还是在营，治疗以清泄暑热为基本大法，有清气和清营的不同。由于暑热阳邪易伤津气，故益气生津亦较常用。有效地控制高热，尽快地苏醒神志，截断病势，是提高治愈率的关键所在。

暑入心营，痰蒙机窍案

籽禾兄，五月廿六日。在天为暑，在地为热，但暑必挟湿，以湿居热下也。暑湿本秽浊熏蒸之邪，其中人也，大都由口鼻接触而入，与藜藿之躬耕南亩，曝于烈日，自表入里者迥乎不同。然暑湿所感亦有区别，如湿而兼暑，是谓湿温，湿温仅伤气分；若暑则先入心，血分之见证则层见叠出矣。今病起十有七日，内热炽甚，四肢尚凉，心胸烦闷，呼吸不畅，似属气分有阻，邪不外达之征，旁流粪汁，亦热中有湿之象，但唇吻干燥，舌苔后半截焦黑，前半截则绛赤，芒刺形同杨梅，且苔衣已剥，暑热迫入营分亦可窥见一斑矣。况两耳聋耷，神识则或清或瞀，或有梦呓，恐为入膻神昏瘛疭之先声。脉数而濡。是为暑温。急予清暑逐秽，以护宫城，必舌津稍回，绛赤退淡，呼吸较畅，方许乐观也。

鲜菖蒲（连叶）八分，连翘三钱，银花三钱，寒水石四钱，石膏（煎药炉骨煅赤后入）三钱，天花粉三钱，川郁金（磨汁冲）四匙，鲜兰草二钱，丝瓜叶三钱，嫩竹叶八分，西瓜翠衣三钱，枇杷叶（去毛布包）一片，紫雪丹（用以涂舌）二分，粳米（煎水煎药）一撮。

五月廿七日辰刻二诊：暑兼湿热，先伤气分，既逾旬日，未尝透解，行将入营，烦闷气抑，两耳聋耳窜，神识则或清或瞀，舌苔后半截焦黑，前则绛赤干润而有芒刺，颇有燎原之势；昨处清暑护膻之方，仅用银翘菖郁二石二冬而不与玄地者，仍冀入营之热从气分达解，盖由是门入还是由门出也。先哲有言，入营后方言血，今方欲入营，若投滋腻，则如火著膏，益见烈焰燔灼矣，用紫雪者，取其润而回津之速也。前日旁流粪汁，昨啖西瓜后未尝再泄，可知热盛于湿也，昨夕尚能安眠，惟偶有呓语，殆因于暑静则多言之说耳。今诊烦闷气抑较舒，神识亦清，舌燥较润，绛赤稍淡，芒刺似软，有转机之希望，应守原意贾其馀勇，以冀廓清诸邪可也。

鲜菖蒲（连叶）八分，鲜佩兰三钱，曲节草一钱，川郁金钱半，寒水石三钱，石膏（煎药炉内煅赤乘热淬入）三钱，金银花三钱，连翘三钱，天花粉三钱，茯苓三钱，丝瓜叶三钱，西瓜翠衣三钱。

五月廿七日申刻三诊：脉数略减，懦弱如旧，热已缓和，四末亦温，舌前半截之绛赤燥刺既润且淡，而苔之灰积则须逐渐见退也，神识已清，疲倦欲眠，皆病机欲解之征。仍拟原意小其制。

鲜菖蒲（连叶）六分，鲜佩兰三钱，曲节草八分，益元散（鲜荷叶包煎）三钱，寒水石三钱，金银花三钱，连翘二钱，天花粉二钱，茯苓三钱，鲜丝瓜叶三钱，鲜荷叶杆五寸。

明日即照廿七日申刻方，如口渴仍照原方服，若不渴或苔又润些，即减去花粉再服一剂，后日花粉定可减去，如积苔已退少许再减去寒水石一钱，积苔如退去不少，绛赤之色退淡如常，寒水石一味亦可不用矣。设仍未思食，即加糯稻根鬚五钱。（《王仲奇医案》）

按语：本案为暑温渐欲入营证，起病已十七日之久，内热炽甚，心胸烦闷，既有热结旁流，热蕴湿中，又见舌前半截绛赤，耳聋，神识似清似昧，邪入心营痰浊蒙蔽机窍之象，先生治以清暑逐秽，豁痰开窍，方中寓有菖蒲郁金汤之意，故三诊之后神识转清。

第五节　湿温案

湿温是感受湿热病邪所致的以中焦脾胃为病变中心的外感热病。起病较缓，病程较长。临床表现以身热缠绵，头重肢困，胸痞脘闷，苔腻脉缓为特征。本病四时可见，但多发于夏秋雨湿之季。本病的发生，除外感湿热病邪外，还与脾胃功能状态密切相关。新安医家叶天士精辟地阐述了本病在临床上湿热孰轻孰重的机理，指出："在阳旺之躯，胃湿恒多，在阴盛之体，脾湿亦不少，然其化热则一"。

新安医家对湿温辨证的着眼点在于，分清湿热的偏盛程度及分辨气机阻滞的部位，并结合患者的体质及病程阶段来分析。尤其重视湿热留恋气分阶段之湿偏重、热偏重和湿热并重三种类型的辨证，以及因湿热滞留，引起膜原、肺、脾胃、心包等气机的阻滞。治疗总以分解湿热，湿去热孤为原则，常祛湿与清热二法合一，又据湿热之多少、病变之部位等，而施以不同之治法。由于湿温是外感病中重要的一类疾病，且由于新安地区特殊的地理和气候因素，所以新安医家临床诊治该病的机会较多，有不少成功的经验和方法可借鉴。

外感湿热不语案

山口广生弟之子，年二十六。

素喜游猎，夏秋间患重病，月余医不效，已着床八日，不食不语，且不能扶动，匕则冥眩，去延予诊求。见其形瘦肉白，问之不能言，惟目动而已，身体皆不能转移，诊其脉惟左关数实大，按之如大豆一粒，搏指有力，余部皆软小。广生出所服药单二十余纸，每纸皆补泻温凉齐用，问："是何人所疏者？"广生答言："皆是伊自手所疏。"予笑而挥去，乃伸纸书一龙胆泻肝汤，令服两剂当效。初服一剂，次日则能言动起床，步入堂前坐定。一昼许，继服一剂，则能行出门外，曰："病已十去其九，惟饮食尚微耳。"再服一剂而瘥。隔二日更用六味地黄汤调其后，遂痊愈。（《管见医案》）

按语： 夏秋间气候湿热熏蒸，而病者素喜游猎，于该时节患病，其病因与感受湿热之邪有关。治以龙胆泻肝汤清泄湿热，是谓药证相合。龙胆草大苦大寒，上泻肝胆实火，下清下焦湿热，为泻火除湿两擅其功的君药。黄芩、栀子具有苦寒泻火之功，为臣药。泽泻、木通、车前子清热利湿，使湿热从水道排除。然苦寒燥湿易伤阴血，故用生地、当归滋阴养血，标本兼顾，服用三剂而瘥，隔二日又用六味地黄汤调补以滋补肝肾之阴。此案为名方龙胆泻肝汤成功运用的范例。

第六节　伏暑案

伏暑是夏季感受暑湿病邪，不即发伏藏体内，后发于秋冬之季者，初起以表里同病为特征的外感热病。临床起病较急，以发热恶寒、口渴心烦、脘痞苔腻等为主要表现。一般病情较重，证情复杂，病程较长，缠绵难愈。从本节所辑选的医案反映出新安医家对伏暑的辨治原则为，分清湿热之气偏盛及病位在气在营不同。即首辨湿热的轻重及病机的转化，注意伤津耗气，入血动风；次辨湿热所在的部位，发于气分还是发于营分，后根据病机变化和气血阴阳损伤程度采取相应的治疗措施，灵活辨证论治。

邪陷心营案

某。初病伏暑，伤于气分，微热渴饮。邪犯肺叶，失治邪张，逆走膻中遂舌绛缩，小便忽闭，鼻煤裂血，口疮耳聋神呆。由气分之邪热，漫延于血分矣。夫肺主卫，心主营，营卫二气，昼夜行于经络之间，与邪相遇，或凉或热。今则入于络，津液被劫，必渐昏寐，所谓内闭外脱。

鲜生地、连翘、元参、犀角、石菖蒲、金银花。（《临证指南医案》）

按语： 本案为伏暑病邪伤于气分失治内陷心营。病在肺卫故见微热渴饮；邪热入营，炼血为瘀，热瘀互结，闭塞心包，故见神呆昏寐；热伤脉络，阴津受损，故见鼻煤裂血，口疮耳聋，小便闭塞，舌绛缩。治当清心开窍，活血通络。叶氏以犀地清络饮方加减，犀角归经心肝，清心肝而解热毒，直入血分而凉血；连翘、银花清心泄热；鲜生地、元参养阴生津，使津液得以恢复；菖蒲化痰开窍，使热邪得清，血络瘀阻得通，神志苏醒。

第七节　秋燥案

秋燥是感受燥热病邪所引起的，初起以肺卫表热证兼有津液干燥见症为特征的秋季外感温病。本病以肺系为病变中心，"燥胜则干"为其基本特点。一般病情较轻，传变较少，经过正确治疗，多在卫分或气分即可痊愈，极少深入营血，累及下焦。

从本节所辑选的新安医案辨治秋燥的案例来看，诸家的治疗均以滋阴润燥贯串始终，体现了"上燥治气，中燥增液，下燥治血"的治燥原则。尤其是新安医家余国佩先生阐发燥病的病因病机为"凡痛极不可揉按者，皆属燥病"，并提出温热、温毒、瘟疫、伤寒、风温、湿温、暑风等皆与燥邪、湿邪有关的独到论点，自成一家之言。

燥热伤肺案

周。冬季寒热身痛，肌肤痛极，手不可近，胸满气憋，咳引胸胁作痛，口干不多饮，水入即吐，烦躁不宁，脉涩数不利。此属外燥为病。肺气一经邪扰，故致气机内外均闭，清肃不能下布，势必上逆为吐、为咳，引牵为痛，皮毛是肺之合，壅则痹痛。凡痛极不可揉按者，皆属燥病，前人所未发明。治宜辛凉清润。

生石膏、杏仁、薤白、知母、蒌根、南沙参、细辛、蒌皮、芥子、梨皮。

一服遂验，再进出汗而愈。自甲申年后，常多此症，人皆误认冬温时邪，一经羌、防发汗，往往口噤不语而死。此秋燥症，又极似伤寒，周身祛寒，虽重裘叠被，仍觉冷甚。此是阳为躁郁，最易贻误，一经清金，立得汗解。此即燥症似寒之象，业医者所宜知之。虚者必佐生地、当归、麦冬、玉竹之类，梨汁、蔗浆、肉汤、鸭汁俱可参用。燥风治之以润，沛然而得汗，阳邪遇阴而化也。外感认得燥、湿二气，其或兼寒、兼热，治法燥邪治以润，湿邪治以燥，兼寒者温之，兼热者清之，治外感之候已无余蕴矣。古人所称温热、温毒、瘟疫、伤寒、风温、湿温、暑风，种种名目，殊足炫人耳目，皆由未能探本寻源、未参《易经》"火就燥、水流湿"之理，走入歧径，名色愈多，错路愈繁，致令后学无从指归。熟读医理，自知舍末求本，言下了悟矣。此后各案，仍依俗称名目，以使人知，其实总不外燥湿二气为病，不过化寒、化热之别尽矣。内伤亦不外阴虚成内燥，气虚成内湿之理。门类之多，均可扫除，圣贤传道，总不外一阴一阳也。（《婺源余先生医案》）

按语：本案是余国佩先生通过其毕生的临证体会，阐发了关于燥病的症状、病机、致病特点、治法、方药运用的独到论点。诸如"凡痛极不可揉按者，皆属燥病"。温热、温毒、瘟疫、伤寒、风温、湿温、暑风等皆与燥邪、湿邪有关。这些学术观点值得后学者去进一步思考、探求、领悟。

第八节　温毒案

温毒是瘟病中由温毒病邪所引起的一类急性外感热病。主要包括虾蟆瘟、烂喉痧等疾病。因其致病因素既有热邪的性质，又有攻冲走窜和蕴结壅滞的特点，故这类温病除具有一般温病的临床表现外，还具有局部红肿热痛，或发斑疹等特点。

本节辑选了新安医案辨治虾蟆瘟、烂喉痧各1例。虾蟆瘟是风热时毒为患，局部以遍体紫斑，喉咙肿痛为特征，治疗以疏风透邪，清热解毒为原则，普济消毒饮加减方而收效，且列出三忌，不宜补，不宜汗，不宜下。烂喉痧是感受温热时毒引起的急性外感温病，以咽喉肿痛糜烂，遍身发痧发斑，红赤一片为特征，治疗以清润为原则，内服清泄热毒，救阴润喉之剂，外用鸡子清和白矾末或蚌水含之口中，或用吹药方（六一散、人乳、硝砂、元明粉、辰砂、细辛、冰片等）吹喉，内服外用相结合。由此可见新安医家治疗温毒病，除按卫气营血辨证纲领施治外，注意清热解毒和养阴法的运用，且在内服药治疗的同时，多配合外治法。

一、虾蟆瘟案

苏州通府阎公（讳中理，长垣长），壬子解白粮至京，时公年六十余，新纳宠，孟夏间，感时行虾蟆瘟疫症，身热口渴，遍体紫斑，喉咙肿疼，音声不出，人事昏愦危极，医咸谓老年新娶，以不足虚证治之，最后逆予，见其卧床上，仅存一息喘呼，诊脉细数有力，时三医在傍，仍以新娶为言，犹欲用补剂，予曰，以感时行热病，一脉数有力，奚可言补，三医辩论良久，幸刑部轩录王公在座，力赞从予言，遂用黄芩、黄连、甘草、桔梗、连翘、牛蒡子、射干、防风、羌活、石膏、山栀、天花粉、升麻煎服，次早声音出，叩床谢予曰：吾年六十余，死不足异，但九十老母在堂，命相倚也，公活我母子两命矣，照前方服三剂，后减石膏、升麻又服五六剂，肋喉两手肤皮揭起换过而愈，人见予治此疾之妙，咸索予传，因著论于左。

论曰，岁在壬子，京师虾蟆瘟疫流行，死者甚多，予所治则人人生也，客意予有心浔相率，遇询因次问答之语传之，客问予曰："虾蟆瘟证，从何起乎？"曰："此风热上炎，少阳三焦相火主也。"曰："何以治？"曰："驱风热。"曰："何所禁忌？"曰："不宜补，不宜汗，不宜下。"客曰："虾蟆既名瘟，瘟则为虚，非实也，且仲景云，冬不藏精，春必病温，又云瘟取温热之义，疫取劳役之义，此疾多感於房劳，辛苦之人，以此言之，其为虚也，益明矣，今云不宜补何也？"予曰："此在温病言也。温有因时传变之异，从内出者也，故治有补、有下之不同。今虾蟆瘟，卑在少阳三焦一经，合时行风热，出而为病，其始出也，为喉既肿，外头肋亦肿，形似泡而不起，其愈也，肤皮干起而揭去，方其肿盛之时，塞人饮食，闭人声音，音声不出，如虾蟆之声，腮头肿大，如虾蟆之形，皆如肿毒之状，肿毒盛时岂可补哉？今岁京师不知，因补而坏者，几千几百人矣。"客曰："既云如肿毒状，发汗则腠理通，而邪热解，又云不宜汗，何也？"予曰："大凡肿毒渐次成形，其于初起之时，未成形之先，犹有发散之治，今虾蟆瘟一起，即遍身斑斓，斑疹家不宜发汗，形似疮疡，疮疡家不宜发汗，喉即肿疼，喉疼家不宜发汗，三者皆不宜发汗，今岂可发汗乎？"客人又曰："热甚火炽之证，下则毒消热解，令云不宜下何也？"予曰："此少阳三焦之火，非实火也，乃无根雷龙之火耳，上实下虚之证，下则徒空其藏腑，下愈虚，而上愈盛，非若伤寒入腑为实之可下也。"客喜曰："适聆三禁之妙论，皆前贤所未发，使瞽者得目五采之牵，声者得闻九韶之乐也，治之之方，勿终秘。"予曰："噫喜，老子云：得其一，天地毕，一者理也，此亦一理而已矣，治此证无他，惟用轻扬清上之药，退其上焦无根之火耳，如防风、荆芥、升麻、黄芩、山栀、玄参、牛蒡子、桔梗、甘草、连翘、喉疼加射干，口渴石膏、天花粉清血热，生地黄、牡丹皮、赤芍药、热甚者犀

角，胸胀者枳壳，如此治法，未有不效者也。"客再拜谢曰："谨受教敬，以告诸同志。"（《程原仲医案》）

按语： 虾蟆瘟是感受风热时毒而引起的，以头面焮赤肿大为特征的一种急性外感热病。多发生于冬春季节。发病较急，初起以全身憎寒，发热，头面红肿疼痛等表现为主要特点。根据其临床表现，与西医的颜面丹毒、流行性腮腺炎颇为相似，临床上可参照辨证治疗，病机上认为"天行邪毒客于三阳之经"。（《景岳全书·瘟疫》）

本案虾蟆瘟患者，诸医均认为老年新娶，而从不足虚证论治，欲用补剂。唯程氏以感时行热病论治，辨证关键是脉数而有力，治疗以普济消毒饮加减而收效。程氏认为本病系风热上炎，少阳三焦相火所主。治疗时当驱散风热，而且有三忌，不宜补，不宜汗，不宜下。用药应用轻扬清上之药，退其上焦无根之火耳，如防风、荆芥、升麻、黄芩、山栀、玄参、牛蒡子、桔梗、甘草、连翘、射干等。

二、烂喉痧案

谢小儿。咽肿红烂，汤水难进，气喘形衰，病属燥象，因前医误作风邪医治，表剂过度，更加助燥劫阴，以致肺机不利。余想服药难以过喉，先用鸡子清一枚，嘱患者仰卧，将鸡子清令口含，以润滑之物，自能下流，午前润下，午后自觉机关流通，竟有回春之象，即用辛润法。

南沙参、生石膏、蒌皮、知母、生牛子、细辛、薤白、元参、土牛膝、鲜桑叶、芦根、梨汁。

一剂稍能进米汤薄粥，是夜进蚌水和米汤食，次早更减。仍照前法，去元参，加石斛，四剂。南沙参改北沙参，加麦冬，二剂，痊愈。喉痧由于燥邪上吸，肺气先伤，不司清肃之权，则难以布津液，液聚成痰，气既不下降，势必壅于膈上，咽喉痰涌，喘咳。火喜就燥，燥邪化火极易，故咽喉糜烂，水谷难入。肺主皮毛，故遍身发痧，发斑，红赤一片，甚者水精不能四布，逆上为吐，下注为泻。津液从吐泻而亡，遂至枯槁而危。肺主一身之气，气壅则胸腹多痛。今时多以温散治之，犹如抱薪救火。盖燥者干象，用药须择其清润之品，不但不用温热，凡药之枯燥易脆之品，均在禁例。燥邪治之以润，理也。或稍佐苦以胜燥，辛以行津，亦宜择清润之药。重用甘润，缓其急，济其枯。甘乃湿土之味，湿能制燥，土又能生金也。宜安本解燥汤加减。

南沙参五钱，大生地四钱，生石膏五钱，甘草水蒸，生牛子三钱，蒌皮三钱，薤白三钱　细辛三分，芥子八分，肥知母三钱，芦根一两，梨汁一杯，杏仁五钱。

初起服之，必能转危为安。夹湿者或加半夏五钱。舌苔黄腻，加姜木通一钱。体虚者服此方一二剂。热渴不退，苗窍干涩，咽哑痧色枯紫，急当救阴，用育阴保肺汤加减。

北沙参五钱，大生地四钱，玉竹三钱，麦冬三钱，元参三钱，桑叶五钱，生鳖甲四钱，川贝母五钱，生芥子（研）六分，蔗浆、梨汁、芦根。

病已误散误下转虚者，不必服前方，竟用此方多服自效。或腹痛不止者，加薤白三钱。血虚者，加当归三钱。如阳浮甚者，再加龟板四钱、蚌水一杯，去桑叶、芥子。又丹方：喉痧初起即闭，鸡子清和白矾末含之，吐涎即开，或和蜜润之亦妙。喉闭浆水难下，蚌水含之即通，多服肿痛皆效。取蚌水法，用河蚌养缸内置露天处，临用取起，将壳头麻边处剔破少许，将水沥下，仍置缸内，下次仍可用，须频换水。所滤之水绢过，恐水内有蛭子。附吹药方。

六一散三钱，人乳拌晒干，硝砂二钱，元明粉五钱，辰砂五钱，细辛二分，冰片一分。共取极细末收贮吹之，口疳搽之亦妙。（《婺源余先生医案》）

按语：本案是关于烂喉丹痧的一个较为完整的诊治记录。前医误作风邪医治，表剂过度，更加助燥劫阴。故从辛润育阴而治，获效。同时，其治燥用药理论亦阐述得详尽透彻。另外，本案提及咽肿红烂，喉间浆水难下，用鸡子清和白矾末或蚌水含之口中，则咽喉通畅，案末附吹药方等。这些方法简便、有效、独特，丰富了临床治疗方法。

第九节　温疫案

温疫类温病主要包括湿热疫和燥热疫。湿热疫是由湿热性质的疠气所引起的急性外感热病，其特点是以初起邪遏膜原，继之流连气分，临床常见寒热交作，苔白厚腻如积粉；发病一般不拘年份、季节和地域。燥热疫初起即见热毒燔炽阳明，充斥表里、上下、内外，甚至卫气营血几个阶段证候并见，临床常以高热、头痛、身痛、斑疹、出血，甚至昏谵、痉厥等一派热毒极盛的表现。

本节所辑选的新安医家辨治温疫的案例，第一案基本反映了湿热疫的病理过程及辨治特点；第二案主症为湿疹，该案治以清热解毒选择清轻之品，而不用苦寒沉降，体现了新安医家用药崇尚清轻的治疗特色。

一、湿热疫案

某，吸受秽邪，募原先病，呕逆。邪气分布，营卫皆受，遂热蒸头胀，身痛经旬，神识昏迷，小水不通，上中下三焦交病，舌白，渴不多饮，是气分窒塞。当以芳香通神，淡渗宣窍，俾秽湿浊气，由此可以分消。

苡仁、茯苓皮、猪苓、大腹皮、通草、淡竹叶、牛黄丸二丸。（《临证指南医案》）

按语：湿热疫是由湿热性质的疠气所引起的急性外感热病，疾病初期，病邪既非在表，亦非在里，而是遏伏表里分界之膜原，影响气机升降出入，而见呕逆，舌白；随着病情的发展，疠气溃离膜原，必行传变，由表入里，若疫毒遏伏而无出路，夹秽浊蒸郁波及营卫，则三焦交病俱急，伤及脾胃，甚则邪入心脑，故见患者小水不通，渴不多饮，其热蒸头胀，身痛经旬，神识昏迷。如叶氏所云"治当芳香通神，淡渗宣窍，俾秽湿浊之气"，以苡仁、茯苓、猪苓皮利水渗湿，大腹皮利水消肿，通草、淡竹叶清热利尿，再以牛黄丸二丸清热开窍、豁痰解毒。后世吴鞠通据此案创茯苓皮汤证。

二、秽邪化热深入营血外发斑疹案

沈，北城下，三十六岁。湿疹，皆病气鼻口吸受，其秽邪是天地乖戾不正之气，无形之物，上窍阻塞，呛物不下，医不知无形有形，但曰清火寒降，至药直入肠胃，与咽中不相干涉。（无形秽浊之邪，有气无质，气虽浊而性仍上浮，故以清轻气分药治之）

连翘心一钱，射干三分，鲜芦一两，马屁勃七分，牛蒡子一钱五分，银花一钱（以无形治无形，针锋的对，此法前人所未发泄。天翁具此轻清一路，使无形之感化于无有，抑何巧思至此！）（《徐批叶天士晚年方案真本》）

按语：所谓湿疹，即温病发斑疹之意。本案指出其秽邪是天地乖戾不正之气，为无形之物，虽已热入营血，发为湿疹，然这种无形秽浊之邪，有气无质，仍以清轻气分药治之，故选用寒凉之性药物以清热解毒，又因其病位在上，故选药重在清轻之品，如连翘、银花、射干、牛蒡之类以清化之。此以无形治无形是本医案治疗思想的独特之处。

思考题

1.何谓外感病？本章新安医家论述的外感病有哪些？

2.伤寒初入少阴，患者表现为"浑身壮热非常，然身穿棉衣，脉伏软而细，又有腰痛畏寒"，《医验录（二集）》吴楚用何方一剂而愈，其方药物组成、功效如何？

3.《管见医案》所载："患者年二十六，素喜游猎，夏秋间患重病，月余医不效，……"陈鸿猷处方三剂，病已十去其九，陈氏用的什么方？请分析该方治此案的作用。

4.请结合《婺源余先生医案》燥热伤肺一案，简述余国佩阐发燥病的症状、致病特点、治法及方药的运用。

5.《程原仲医案》治疗"老年新娶患有虾蟆瘟"，程氏认为此案病机是什么？辨证关键是什么？治疗以何方加减而收效？治疗有哪三忌？

第三章　内科医案选读

本章选取了从明代至现代的新安医家诊治内科疾病的大量临床验案，涉及内科各系统疾病。其中不少医案是医家长期临床经验的结晶，具有许多独到之处。尤其是对一些疑难重证的辨治，体现了新安医家高超的医术和新安医学的特色，诸如：叶天士提出"久病入络"的观点，善用虫类药的方法；陈鸿猷用肉桂治疗气虚而致呃逆，一剂而愈的案例；程原仲用缓肝之药治愈临床少见的泪血；余国佩从滋阴润燥而治肝郁的案例，对传统"木郁达之"理论精彩补充和延伸；王仲奇认为"久病胃薄，以顾后天为急务"，治疗胃病应刻刻顾护胃气的思想及"轻剂宣通其阳"治法；王任之用苦辛通降法治疗脾胃病的验案，王乐匋辨治心脑血管疾病的经验等，皆给人启迪甚多，为后世辨治内科病提供了重要参考价值。

第一节　肺系病案

一、感冒案

感冒是外邪所引起的以头痛、鼻塞、流涕、恶寒、发热等为主要临床表现的常见外感疾病。全年均可发病，但以冬春多见。由于四季气候的变化和病邪的不同，或由于体质的强弱，证候有差异，病情有轻重。

因新安地处气候潮湿的皖南山区，气候及地理的因素使得新安地区的感冒非单纯风邪为因，而多兼夹湿邪为患，又由于地理和气候的因素影响人体的体质，故感冒脉证有其特性，从医案中可窥见一斑。

酒后感寒案

王公锡性善饮，庚戌岁五月，因酒后感寒，患头疼眼胀，恶风遍体发热，多汗，口渴，医作伤食治不效，又有用九味羌活汤亦不效，病转剧。予诊脉洪大，此胃热之极，过饮所致，非伤食病，又非羌活汤能疗，遂用柴胡一钱，羌活七分，干葛二钱，黄芩、黄连各一钱、川芎六分，甘草五分，石膏三钱加姜三片，连服两剂愈。（《程原仲医案》）

按语：本病患者平素嗜酒，素体热盛，因酒后复感外寒，内热为寒邪所遏，则形成外寒里热证。然被前医两次误诊，先以伤食论治不效，后用九味羌活汤辛温助热，导致外寒化热入里，与内热相合，助使病情转剧。程氏据其脉洪大，发热，汗多，口渴，头目胀痛，辨为胃热之极，过饮所致。故治宜清泄胃热为主，以柴胡、羌活、干葛、黄芩、黄连、川芎、石膏，二剂而愈。

二、咳嗽案

咳嗽是肺系疾患的主要证候之一，可因外邪侵袭，肺卫受邪，肺气不得宣发而引起，也可由于脏腑功能失调,累及肺脏,肺气失其肃降而发生。本证分为外感与内伤两大类,外感咳嗽起病较急,其病尚浅而易治;内伤咳嗽多呈慢性反复发作过程,其病较深,治疗难取速效。

新安医家治疗咳嗽分辨外感与内伤,治外感咳嗽辨清寒热燥湿,达到肺气宣通,一般不用收涩药;治内伤咳嗽分清虚实,酌加敛肺收涩之品。临证中,新安医家还注意到治咳常佐化痰,并依其属于寒痰、热痰、燥痰、湿痰而选用相应药物。

(一)痰热咳嗽案

一人形长色苍瘦,年逾四十,每遇秋凉,病痰嗽气喘不能卧,春暖即安,病此十余年矣。医用紫苏、薄荷、荆芥、麻黄等以发表,用桑白皮、石膏、滑石、半夏以疏内,暂虽轻快,不久复作。予为诊之,脉颇洪滑,曰:"此内有郁热也。秋凉则皮肤致密,热不能发泄,故病作矣。内热者,病本也。今不治其本,乃用发表,徒虚其外,愈不能当风寒,疏内徒耗其津,愈增郁热之势。"遂以三补丸加大黄酒炒三次,贝母、瓜蒌丸服,仍令每年立秋以前服滚痰丸三五十粒,病渐向安(《石山医案》)。

按语:若是秋燥犯肺而嗽,应当干咳少痰而不喘,脉浮。而本案每遇秋凉则咳痰气喘不能卧,脉洪滑,且人形长色苍瘦,为内热之体。秋令腠理致密,肺中痰热不得外泄,故有诸证。前医虽用发表兼清热之剂,只暂取效,病本内热未除,因而发表之剂徒耗阴。吴谦于《医宗金鉴·删补名医方论》中言:"治痰者,以清火为主,实者利之,虚者化之。"孙氏用三补丸、酒炒大黄、黄芩、黄连、黄柏大清里热,加贝母、瓜蒌清化热痰,更兼滚痰丸清热涤痰,故热去痰清嗽止。

(二)咳嗽失声案

演戏五子班中,扮末脚张禹应,于甲子年二月伤风咳嗽起至本年冬月,经历十余医,服药二百余剂,嗽日增剧,昼夜无停声,痰中带出血,喉尽失声,登台不能唱一字,虑成痨症矣。十一月间,就余诊之。脉沉微缓弱,右寸更无力。出前诸方数十纸阅之,尽皆麦冬、天冬、丹皮、地骨皮、花粉、黑参、黄芩、贝母、枇杷叶、旋覆花、白前、桑皮、苏子等项。而名医于前诸药内,更加马兜铃以寒肺。余曰:"如此沉微缓弱之脉,肺中毫无火气,奈何犹寒凉不休?肺脉更加无力,嗽久肺气已不足,奈何犹降气泻肺不已?推子受病之初,不过风入肺窍。开手不用疏利肺气之药,遽用寒润之味以锢住风邪使不得出,是以愈服药愈增嗽。且肺为娇脏,畏热尤畏寒,久服黄芩、马兜铃等寒肺之药,直使金寒水冷,致肺成死金而音失矣。况金之为物,虚则鸣。今以寒药锢其外,使寒痰凝结,填塞肺窍,肺中虚灵之孔俱被寒实,又何能出音?今先以宣通肺窍之药服之,使窍开风出而嗽止。再用温养肺气之法,庶几肺金复生而音复出也。若云痨症,万万无虑。"遂用前胡、杏仁、橘红、细辛、苏梗、桔梗、甘草、半夏、茯苓、姜三片。予药两剂携归,方服一剂,是夜到天明遂一声不嗽。次日恣意饮酒,又复微嗽,复为诊之。照前药再与四剂,而嗽痊愈。后用温肺汤合六君子汤,温养肺气,而音亦渐出。(《医验录(初集)》)

按语:本案因病初误治而致。吴氏曰:"剂之重温,视疾之凉热"。前医以寒润之药锢住入肺之风邪,金寒水冷,致肺成死金而失声,金虚则鸣,咳嗽加剧。现脉沉微缓弱,右寸无力，是肺虚，寒痰凝结之症，治当宣通肺窍，窍开风出而嗽止。方用二陈汤合苓甘五味姜辛汤燥湿温肺化痰，前胡宣散风热、降气祛痰，桔梗、杏仁宣肺止咳平喘，苏梗宽胸，诸药相配，咳嗽立止。后以温肺汤合六君子温养肺气，而音渐出。吴氏言："喘嗽之有温肺汤，乃气虚肺寒的对之药，投之立安，无不立效。"是方以六君子补脾肺、化痰，更加黄芪以增补气固表之力，且半夏、橘红得姜、桂则温肺之功益著。吴氏曾感慨："医家凡遇咳喘，必用麦冬、贝母以重寒其肺，否则桑皮、白前、苏子以重泻其气，甚至黄芩、花粉使之雪上加霜，而病无瘳时矣。"今医当引以为戒，遇咳嗽、失声初起，宜疏利肺气，不可早用凉润锢邪。

三、哮喘案

哮喘是哮证和喘证的合称。哮证是一种发作性的痰鸣气喘疾患，以呼吸急促，喉间哮鸣为特征；喘证是以呼吸急促，甚至张口抬肩，鼻翼扇动为特征。金元以前二者不加区别统属于喘促一门。但由于二者性质实有不同，故有区别。哮证病有宿根，为一种经常发作的疾病；喘证则多见于各种急慢性疾病中。哮必兼喘，故一般通称"哮喘"，而喘未必兼哮。

新安医家辨治哮喘，辨外感内伤，以虚实分纲，提纲挈领，细加斟酌。治外感实喘，分辨寒热痰浊；治内伤虚喘，重视肺肾出纳。宣利肺气常用麻黄、细辛、紫菀、款冬、百部、葶苈子等，温化痰饮多用半夏、厚朴、苏子、杏仁等，温肾纳气善用干姜、鹅管石、五味子等品。

肾虚哮喘案

方赞武兄暑月病哮，从淮来扬就医，喉中痰喘，汗出不辍，夜不能上床而卧。医莫能疗。切其脉右寸浮滑，尺中带洪。因思哮之为病，发时固宜散邪，今气从下逆上，行动则喘甚。盖病久则子母俱虚，肾气不能收摄，亦上冲於肺，是虚为本，而痰为标耳。用人参、熟地黄、北五味、橘红、阿胶、半夏、茯苓治之，不半月而平。（《广陵医案》）

按语： 哮病是由于宿痰伏肺，遇诱因引触，导致痰阻气道，气道挛急，肺失宣降，肺气上逆而致的疾患，哮必兼喘。朱丹溪认为哮病专注于痰，然本病患者，时值发作期，喉中痰喘。医诊其脉证，以为患者长期反复发作，已经伤正，病久子病及母，肺肾两虚，肾主封藏，肾气不足则无力摄纳，气浮于上，故本虚标实，不可一味发散祛痰，当标本同治，攻补兼施。方以人参、熟地、五味、橘红、阿胶、半夏、茯苓，效显。

第二节　脾胃病案

一、胃痛案

胃痛亦即胃脘痛，古称心下痛或心痛，以胃部经常发生疼痛为主症.如《灵枢·邪气脏腑病形篇》指出："胃病者，腹䐜胀，胃脘当心而痛。"《外台秘要·心痛方》曰："足阳明为胃之经，气虚逆乘心而痛，其状腹胀归于心而痛甚。谓之胃心痛也。"胃痛的主要部位在胃脘近心窝处，痛时可牵连胁背等处，或兼见恶心呕吐，嗳腐吐酸，大便溏薄或秘结，胸脘胀满等症。

新安医家根据各自的实践经验，辨治注意详查细审。认为胃脘痛与脏腑功能失调有关，尤与胃、脾、肝关系密切，往往寒热错杂，虚实并见，每需标本同治、气血兼顾。治疗时，取法经方，随证运用，灵活发挥，得心应手。

（一）脾胃虚寒案

真定路总管刘仲美，年逾六旬，宿有脾胃虚寒之证，至元辛巳闰八月初，天气阴寒，因官事劳役，渴而饮冷，夜半自利两行，平旦罗往诊视，其脉弦细而微，四肢冷，手足心寒，唇舌皆有褐色，腹中微痛，气短不思食。罗曰：《内经》云色青者，肝也，肝属木。唇者，脾也，脾属土。木来克土，故青（褐）色见于唇也。……洁古先师云，假令五脏盛，则各刑已盛，法当补其不盛而泻其盛，重实其不盛，微泻其盛。而以黄芪建中汤加芍药、附子主之。且芍药味酸，泻其肝木，微泻其胜；黄芪、甘草甘温补其脾土，是重实其不胜；桂附辛热，泻其寒水，又助阳退阴；饴糖甘温，补脾之不足；……每服一两，依法水煎服，再服而愈。（《名医类案》）

按语： 本案患者年逾六旬，宿有脾胃虚寒，因劳役遇寒而发病。阳虚胃寒疼痛，其疼痛特点是受寒加重，得温痛减。本案为阳虚痛泻，故用仲景建中法，黄芪建中汤加芍药、附子主之。以黄芪、甘草甘温补其脾土；桂、附辛热，泻其寒水，又助阳退阴；芍药味酸，泻其肝木；饴糖甘温，补脾之不足。合而成为建中温阳，散寒止痛之剂。使中阳建立，寒去温回，则痛泻止。

（二）瘀积胃痛案

秦。久有胃痛，更加劳力，致络中血瘀。经气逆，其患总在络脉中痹窒耳。医药或攻里，或攻表，置病不理，宜乎无效，形瘦消减，用缓逐其瘀一法。

蛴螬虫、（䗪）虫、五灵脂、桃仁、川桂枝、蜀漆、老韭根，臼捣汁泛丸。（《临证指南医案》）

按语： 本案叶氏对于瘀血胃痛的辨证是依据胃中久痛，且伴有呕吐等胃气上逆，病人形瘦之症。以"久病入络"的观点，病久入血，络脉血瘀而立论。以药测症，患者当有胃痛固定不移，舌紫而暗，脉涩、面色暗黑少华等症。病久络瘀非急攻所能奏效，故用丸剂缓图。药用虫蚁搜剔络瘀，为治久痛开一新法。原方未出剂量，参照它处，蛴螬虫炙一两，（䗪）虫炙一两，五灵脂炒一两，桃仁二两，生川桂枝尖五钱，蜀漆炒三钱，用老韭根白捣汁泛丸，每服二钱，滚水下。结合《临证指南医案》它处所示，叶氏所用缓逐其瘀法，轻者多用桃仁、当归；重者则用虫类诸药，可供借鉴。现代有用此方治疗消化道肿瘤，值得关注和研究。

二、呕呃案

呕呃为呕吐与呃逆合称。呃逆以气逆上冲，喉间呃呃连声，声短而频，令人不能自制为主症；呕吐又以有物有声、有物无声、无物有声而分为呕、吐及干呕。新安医家认为呕吐与呃逆同属于胃失和降，气逆于上所致，故在医案中常合而论之。临证辨呕呃分虚实寒热，多采用祛寒、清热、疏肝、化痰及温中暖脾、滋阴清热等治法。

脾胃阳虚案

次男光燕，暂住在闪上。于四月下旬忽发呃逆，三日夜不止，无他症，天气郁热，因回家服小剂清淡药，仅一煎，至申刻陡然发厥昏愦，汗大泄，两手踡曲不能伸，十指紧闭捏拳不能开，脉迟弱。时家无药，迫不及待，予急呼研肉桂五分，开水调与服。下咽后，指手皆伸缩自如，汗遂收，呃逆尽止，扶卧而愈。此脾阳虚也。（《管见医案》）

按语： 呃逆一证，在辨证上首先必须辨清虚实、寒热。本案病者汗大泄，脉迟弱，一派阳气尽脱之象，属脾胃阳虚。危急又无药情形下，急研肉桂成末，开水调服，诸症皆愈。此医案仅用一味药，呃逆尽止，乃辨证正确无误之故。

三、腹胀痛案

腹痛是指胃脘以下，耻骨毛际以上的部位发生疼痛的症状，往往可伴见腹部胀满。外邪侵袭，或虫积、食滞所伤，或气血运行受阻，均可导致。

新安医家治疗腹痛多以"通"字立法。所谓"通"并非单指攻下通利而言。通之之法，各有不同。下之，通也；调气者，通也；通阳者，通也；虚者助之使通，实者祛之使通。尤其用温肾阳的方法以大辛大热振奋脾阳，治疗阳虚阴结的腹胀，实乃发前人所未发。

脾虚腹胀痛案

予先岳母，体气素弱，年六旬。时夏四月用新小麦粉作汤，日中带冷食下一盂，腹内遂不安和，渐自胀痛，此际宜服理中加桂，因寻村医误服消导药，一剂胀痛愈加。又两次更医，皆是用消导药，胀痛愈甚，腹膨脖而如抱瓮，大小便点滴不通，日夜号呼。又延一戚老医素著医名者，诊后用青皮、陈皮、厚朴、槟榔、苍术、麦芽、神曲、茯苓、泽泻、熟大黄煎服一次，则胀痛益甚不能耐，大声喊叫不绝口。将及夜半，主家询医，医则云："次煎煎成更加研生大黄末一钱，冲服。"服下遂冥眩死去，举家啼哭，医骇而宵遁二十里始抵其家。病人逾时方苏，自初病至此已七日，每日茶汤之外仅食粥一盂，已更治四医。是晚，予在家，才得音信，尚未知是夜死而复苏消息，遂与内子商嘀："予明日凌晨先往省问，尔随后收拾随往。"及予至入门，见举家皆昏困如醉梦。予径入岳母房间问疾苦，岳母具告，诊其脉四至，软小无力，症虽重脉尚无虞，遂登堂唤醒内弟栖凤，取纸笔疏方。内弟问："病如何？"予答曰："此脾虚滞伤冷食，诸医不知治脾虚，止知消滞食，正如痴哑挑夫提货一石至中途饥甚遂阻住不走，不知者催之使挑走，又鞭挞之使走，夫皆不睬，昨夜竟挞之流血，夫倒于地益不睬矣。其知者与之美膳饱餐，以果其腹，则不待呼而自担去甚快耳。尔速用香砂六君子三大剂，今日接次煎服二大剂，明朝再服第三剂，自有分晓。"遂如言煎服，至次日巳刻，忽小溲一盆又大便半桶，胀痛立消，遂索饭食。自后，日服一剂，十余剂而康复如常。又过十数日，忽发呃逆，两昼夜不绝呃声，予用补中益气汤加五味子一钱，煎服一剂而瘥。（《管见医案》）

按语：症状虽为腹胀痛，二便不通，一派实证表现。然年老素体虚弱，脾虚滞伤冷食，阳气不运，不能温养脏腑，遂致腹痛，故其病机本质为真虚假实证。治疗上不宜用消导积滞、通利攻下之药物。本案用香砂六君子，旨在健脾益气，行气温中，是针对病机的本质而治。另外，对于气虚而致呃逆，用补中益气汤加五味子，一剂而愈也令人拍案叫绝。

四、痞满案

痞满是指以自觉心下痞塞，胸膈胀满，触之无形，按之柔软，压之无痛为主要症状的病证。病机不外虚实两端。

新安医家治疗痞满立法处方，根据"内阻"与"脾虚"的不同病机，辨别实痞与虚痞。治实痞用消散，以化痰祛湿，消积除痞为大法；治虚痞用温补，以健脾行气，温补命门为大法。特别是治虚痞之气虚中满，以温补加升提，具有特点。

气虚中满案

舜田臧公，吴车驾涌澜公岳也，年将六旬，为人多怒多欲，胸膈痞胀，饮食少，时医治以平胃散、枳术丸、香砂丸，不效，复以槟榔、三棱、莪术之类日消之，而大便溏泻，两足跟踝皆浮肿，渐及两手背。医又以其手浮肿而认为黄胖者，以朱砂丸与之，肿益加，面色黄且黑。自二月医至八月，身重不能动止，又有以水肿治者。车驾公雅善予，因延诊之。脉沉而濡弱，予曰：此气虚中满症也，法当温补兼升提，庶清阳升则大便可实；浊阴降则膈胸自宽。以人参、白术各三钱，炮姜、陈皮各一钱，茯苓、黄芪各二钱，泽泻、升麻、肉桂、苍术、防风各七分，三十帖而安。客有疑而诘予曰："此症诸家非消导则淡渗，而先生独以温补收攻，腹中积而为满为肿者，从何道而去也？"予曰："胀满非肿满比也，故治不同。肿满由脾虚不能摄水，水渗皮肤，遍身光肿。今胀满者，先因中虚，以致皮胀，外坚中空，腹皮胀紧象鼓，故俗名鼓胀。盖由气虚以成中满，若气不虚，何中满之有？气虚为本，中满为标，是以治先温补，使脾气健运，则清浊始分，清浊分而胀斯愈也。"（《赤水玄珠》）

按语：本案辨证的关键是痞满属虚属实。高年患胸膈痞胀，为人多怒则肝木强，多欲则脾土弱，肝强脾弱，肝木必乘脾土，则饮食减少；中虚气滞，致胸膈痞胀。法当健脾益气才是。而时医接连误治，显系审证不确，以虚当实所致，平胃散、枳术丸、香砂丸之类，主在健脾行气或升提之力不足，或温补之功略欠，故不能显效。后又因消导之剂攻消克伐重伤脾胃之气，致脾阳大损，清阳不升，故大便溏泄，进而手足皆肿，肿势递增，至此脾胃之健运功能失职，中阳败坏，升降失司，阳不化阴，脉濡弱而面色黄黑。程钟龄于《医学心悟》中言："鼓者，中空无物，有似于鼓""中空无物，填实则消"。《内经》所谓塞因塞用是矣。孙氏脉之沉而濡弱，诊为气虚中满，中其肯綮，法当"塞因塞用"，以温补兼升提之法，清阳升则大便可实，浊阴降则胸膈自宽，肿胀可消，所以用理中汤合补中益气汤复方加减，续进三十帖而愈。

五、泄泻案

泄泻，是指排便次数增多，粪质稀溏或完谷不化，甚至泻出如水样为主症的病证，是脾胃系常见病症之一。病变部位主要在脾胃与大小肠。其致病原因，有感受外邪，饮食所伤，七情不和及脏腑虚弱，但主要是湿邪所胜和脾胃功能障碍。新安医家强调脾虚湿盛是泄泻的重要因素，辨证分清寒、热、虚、实，治疗善用渗湿、清肠、燥脾，温肾、固涩、升提等法。

（一）暑湿伤及肠胃案

许又张学兄令婶，病热躁烦，呃逆呕吐，食饮不入，水泄日十数行，人事昏瞀，汗出而热犹蒸，病已六日矣，乃折简延予。时已五月，天气炎蒸，房中仍置火炉，予令其移向外，答云病人要饮极热开水，但从房外取来，即以为冷，诊脉沉数而促，予曰："此热症也。"其家人问曰："诸医皆以为外见假热，内实真寒，颇用温热之剂而先生独以为热症，既属热何反喜热饮而下利如此。"予曰："热而喜热饮者，水流湿，火就燥，同气相求之义，亦所谓假寒也，彼阴寒狂燥欲求入井中便可以为热乎？且脉与他症皆属热，即泄出极臭，此协热下利，不可以为寒明矣。"乃以青蒿、黄芩、赤芍、黄连、枳壳、元参、芦根、滑石为剂，地浆水煎，连投二渣，口转渴不喜热饮，症皆退，照前方增损向安（《赤崖医案》）。

按语：此真热假寒案。《素问·至真要大论》云："岐伯曰：诸寒之而热者取之阴，热之而寒者取之阳，所谓求其属也。"虽适值炎蒸天气，但患者房中仍置火炉，渴饮热水，似是寒症。然先生以"热而喜热饮者，为水流湿，火就燥，同气相求之义"，而患者"脉沉数而促""泄出极臭"等为真热之象，因辨证得当，故药到病除，效如桴鼓。

（二）中焦虚寒案

程若思守戎令眷，年二十外，腹痛作泻已久，渐增口舌生疮，因疮痛不能食热物，益致痛泻不止。前医谓痛泻宜温，口疮宜凉，用药牵制，辞不治，决之于余。诊其脉，两关虚大无力，食物便呕，呕止即腹痛，痛则下泻，而满口之疮，白如米粒。余曰："此脾虚寒也。盖脾土虚则肾水乘之，逼心火上逆，致口舌生疮，乃上焦假热，实中焦真寒，惟治其寒，不惑其热，宜用附子理中汤冷饮，使暗度上焦之假热，而冷体既消，热性随发，脾土得温而实，则肾水不上乘心，心火不逆，口疮不治而自愈，此五行相乘之道也。"遂以附子理中汤加茯苓，令其冷饮。病人不知有姜、附也，服四剂，口疮果不痛。再求治痛泻。予曰："但药热饮，则痛泻自止。"温补一月，痛泻方愈。后十余年，怀孕病痢，亦用桂、附、干姜而愈，胎竟不堕。人之脏腑各异，不可以一例论也。（《素圃医案》）

按语：郑氏认为本案为脾胃虚寒之久泻，辨证的关键是两关脉虚大无力，口舌生疮。前医认为心火上炎引起口舌生疮，宜用寒凉之剂，而与治虚寒痛泻的温热之剂相牵制，故不敢治疗，实为审证不确之误。郑氏诊其脉两关虚大无力，食物便呕，呕止即腹痛，痛则下泻，辨证为脾虚寒，未有争议。但口舌生疮作为心火上炎的标志症状，乃上焦假热之象。五行相乘指五行中的一行对其所胜的过度制约或克制，相侮指五行中的一行对其所不胜的反向制约和克制，本案中，脾土虚，肾水侮之，心肾不交，心火上逆，而有口舌生疮之症，因此脾虚寒为病之根本。治以温补中焦虚寒，选方附子理中汤，温阳祛寒，补气健脾。脾得温补，心火亦降，口疮自愈。嘱其冷饮，意在祛口疮，服四剂果口疮不痛，后热饮更加补中止泻助药力治痛泻，一月方愈。病案最后提示治病应"因人而异"，患者素体阳虚，可重用温补，故附子、干姜、肉桂辛热燥烈，易伤阴动火之药而不使堕胎。提示不同体质的患者所用药亦不尽相同。

六、痢疾案

痢疾是因外感湿邪疫毒，内伤饮食而致邪蕴肠腑，气血壅滞，传导失司，以腹痛腹泻，里急后重，下痢赤白脓血便为主要临床表现的具有传染性的外感疾病。本病辨证当察虚实，辨寒热。由于新安地处皖南山区，湿邪害人较广，故痢疾以湿热痢较为多见，治疗上偏重于清泄热邪、苦辛通降、调气和血。此外，有新安医家认为痢疾的病因，主要是暑湿，且有阴暑、阳暑之分。阴暑由于病人的阳气先虚，加上贪凉饮冷，更加损伤阳气，治疗上应偏重于温补；阳暑由于暑天伏热，阻气化浊，治疗上偏重于清泄热邪。这些见解均具有特点。

（一）湿热痢案

永平太守徐公（讳廷松，掖县人），壬戌秋感痢。医以人参补剂投之，睡不宁，食鲜思，小便秘，病增剧。逆予治，神气倦怠，自告以为危笃。予诊脉，浮取似微，重按至骨，滑实有力，笑曰："宜乎时医，以为重证也。"公闻其故，予曰："经云：脉，肥人责浮，瘦人责沉，责者言其不相宜。肥人脉不宜浮，瘦人脉不宜沉也，公体肥，所以脉浮，取似微，然重按，则滑实而有力，此实证，非虚证也。疾转笃非真病也，治之误耳。"公问何以治，予曰："公恙感本实，又投补剂，是为重实，重实者，不下则宛。"称谢，予遂用大黄、黄连、芩、枳壳、槟榔、白芍药、厚朴，两下之始快利，再用实脾豁痰而愈，或问痢后何以用痰药，予曰："古人验证以制方，审疾以投药，如圣人持一理，以应万情，令徐公原脉滑实，痰脉也，兼之手臂阻滞，痰证也，予何因，痢后，舍痰药而不用者哉，使感信浮言，证脉不审，则与前也相国二证，皆相左矣。"（《程原仲医案》）

按语：痢疾多由外感湿热、疫毒之气，内伤饮食，损及脾胃与肠所致。程氏以为本案患者本系实证，然前医以人参补之，导致实实之误。明张景岳也特别强调治疗痢疾"最当审虚实，辨寒热"。本案辨证关键在于脉象，浮取似微，倘若以其脉浮无力，则易误辩为虚证也。然而重按至骨，滑实有力，乃痰证为患，为实证，非虚证。本案本为实证，误投补剂，是为实实，故治疗当下之。处方取刘河间芍药汤之意，方中大黄乃通因通用之法，黄连、黄芩导热下行，枳壳、槟榔、厚朴行气导滞，白芍药和血调营，快利之后，复用实脾豁痰之药而愈。

（二）虚寒痢案

族侄良诠患血痢，腹痛，里急后重，时师治以香连丸、黄连芍药汤，不愈，腹反增痛，面赤唇红，有似涂朱，喊叫之声，四舍骇。比有太学宁宇者，仁心为质人也，怜其家贫莫依，拉予为诊，六脉洪大，伏于床间，两眼泪而不能言。太学会其意，语予曰："证诚急，彼以后事无措，而难于言。"予曰："诺，吾能起之。"以生熟白芍六钱，生熟甘草二钱，干姜、肉桂各一钱，木香五分，枣二枚，水煎饮之。饮尽，嗒然而卧。太学心疑，归嘱家曰：倘有急叩门，可即报我。及明，见无动静，乃令人（占见）病者何若。复曰："夜来痢减十之五，痛减十之七，早间已啜粥半盏矣。"太学喜而叩予曰："渠面赤唇红，脉大，所下皆血，证皆属热，叔乃复投热剂，吾甚恐，一夜不能成寐，乃今痢已减半，生有望焉，不卜今日用何剂？"予曰："比昨剂，差小耳，方仍昨也。"太学曰："吾感矣，假视热为寒耶？"予曰："君知脉大为然，不知大而无力，乃虚也。面赤唇红，由中寒而火不能下，阴盛格阳之证。设是真热腹痛，其人体仰而寒舒，寒则引而伏，所下血色带晦，均是假热，寒证明矣。"前剂果再进而全瘳。太学复书报予曰："昨闻虚实真假之论，非饮上池之水者，不能道也，幸注之，以诏后世。"（《赤水玄珠》）

按语： 本案痢疾为真寒假热，真虚假实之证。由于阴寒内盛，下焦阳衰，真阳被格拒于外，浮越于上所致。颇合《伤寒论》阴盛格阳之通脉四逆汤证。血痢、腹痛、里急后重，为各种痢疾的共同证候。香连丸与黄芩芍药汤，为治疗湿热痢的效方，服后不愈，腹后增痛，面赤唇红，其非真热，为阴滞于里；面赤唇红，有似涂朱，脉大而无力，而无干渴喜冷饮，知为阳浮于上，而非真热；其非真热；引伏而卧，与少阴之"身倦而利"同。故本案实属内有真寒外现假热的阴盛格阳证。孙氏治用芍药甘草汤加姜、桂、木香、大枣，通阳散寒而敛其阳。营通则血痢止、疼痛除，寒散则阴霾消，浮阳降，此为澄本清源之法。不通则痛，腹中不和，气逆而有浊阴，用芍药甘草汤甘酸化阴之法，而气自消，腹自和。湿热痢则以香连丸、黄芩芍药汤治之，本案因属真寒假热、阴盛格阳之证，故不用芩、连，仍重用芍药、甘草、木香，而加干姜、肉桂、大枣。这样就把黄芩芍药汤改为姜桂芍药汤，香连丸改为香姜桂丸，关键在于以热易寒，而未改变治痢大法。可见湿热痢用香连丸、黄芩芍药汤，寒湿痢则用姜桂芍药汤，一寒一热，一清一温，疗效迥然不同，可资借鉴。

七、便秘案

便秘是指大便秘结不通，排便时间延长，或虽有便意，而排便困难而言，可见于多种病症。可由多种原因引起，情志不遂，气机郁滞；肠胃燥热，津液耗伤；劳倦内伤，年老体弱，气血不足等，导致大肠传导功能失常，引起便秘。部分患者，由于腑气不通，浊气不降，而引起腹胀，甚至腹痛，食欲减退等。新安医家对其辨治，分为虚实，或清热润肠，或行气导滞，或益气养血，或温阳通便，各随证而异。

（一）气滞便秘案

横泾三十，劳伤虚体，胀病初愈，因动怒气郁不食，二便皆阻，从肠痹定议。仿丹溪开肺法，以肺主一身之气化。

杏仁、苏子、桑叶、紫菀、姜皮、桃仁（《评点叶案存真类编》）。

按语： 便秘属大肠传导功能失职，根据不同的病机常治以顺气行滞、清热泻下、润肠通便等。本案患者劳伤虚体，胀病初愈，因动怒气郁不食，二便皆阻，属本虚标实，在治疗上不宜用清热泻下通便之法。本方仿丹溪开肺法，以肺与大肠相表里为理论指导，选用杏仁、苏子、紫菀降逆肺气，配以姜皮温阳通便，桃仁润肠通便，证治相宜。

（二）阴亏便秘案

鲍南溟兄，年方三十，体貌颇强，病腹中胀，医用温燥之剂，遂不得大便，延至二十余日，计服大黄八两亦不动，乃就予，诊脉之濡弱，予曰："正气夺矣，脾司转输，肾司开阖，肠胃既无实热，不应诛伐无过，经云'必先岁气，毋伐天和'，今三月阳气正升，又值此寒水司天，寒淫所胜，大黄服至八两，可谓逆岁气而伤天和者矣，君自谓酒色不谨，精血亏可知，而苦降太甚，则脾气已惫，幸君在壮年，亦不能复为传逆。"因法丹溪滋养阴血，更加人参以补中气，俾所司得任其职，而神转输开阖之权，则大便自行矣，生熟地黄、人参、当归、肉苁蓉、甘枸杞、胡麻仁，一再剂而立效。（《赤崖医案》）

按语： 本案病腹中胀，误用温燥之剂以致便秘二十余日，前后计服大黄八两亦不为所动，可谓疑症，其一，患者酒色不谨，精血内亏；其二，苦降太甚则脾气已伤。故以丹溪滋养阴血法复加人参以补中气而立效，证诸现代临床亦有虚秘者可用此法，不可一见大便不通即用大黄，戒之戒之，然先期辨证准确十分重要，治病必求于本。

第三节　肝胆病案

一、胁痛案

胁痛是指因脉络痹阻或脉络失养，引发以一侧或两侧胁肋部疼痛为主要表现的病症，与诸多脏腑功能失调有关，但病位主要在肝胆，因"二经之脉皆循胁肋故也。"因肝主疏泄，性喜条达，所以，若情志失调，或痰火内郁；或阴血亏虚，或络脉失养，以致肝络不和，疏泄不利，均可导致胁痛。

新安医家对其辨治，分虚实，辨气血。实证胁痛多采用理气血、清火热、化痰湿等法；虚证胁痛常常以滋阴血，柔肝木为治。特别是新安医家提出："养液以舒肝，即是条达之义"，从滋阴润燥以缓，以柔、以静而治肝郁，少用辛香理气之柴胡、香附、乌药、沉香、郁金、木香、元胡等香燥伤津之品，不仅是对传统"木郁达之"的精彩补充和延伸，更是其治疗的独到之处。

（一）肝气郁结案

林某内人病胸胁少腹痛，一日发厥数次，卧床不起，昏昏闷闷。医以为虚，而用补，忽两目不见物，势愈沉重，六脉俱数，左关弦而搏指。予曰："此郁怒伤肝，肝气实也。盖目为肝窍，两胁少腹，皆足厥阴之络，今肝气横逆，而用参术补之，火势随之以炽。经云：'木郁达之。'当以泻为补也。"生柴胡、白芍生炒各半，吴茱萸汁炒川连，酒炒龙胆，当归，醋炒香附，金铃子，盐炒青皮，一剂目明痛缓。三剂良已。（《广陵医案》）

按语： 肝属木，主疏泄，性喜条达而恶抑郁，若悲哀恼怒，情志不舒，以致肝气抑郁，疏泄失司，肝络阻痹，胁痛而作。《杂病源流犀烛·肝病源流》言："气郁，由大怒气逆，或谋虑太过，皆令肝火动甚，以致两胁疼痛。"本案患者，因郁而起，医初以虚而误补反致加重，肝开窍于目，郁火不得发散，上攻于目，故而视物不见。木郁达之，当以泻为补，故医以疏肝泻火之品而奏效。

（二）肝脾两虚案

金养泉先生与予家世交，素留心岐黄，由词馆御史巡漕瓜步二公郎，病胁痛牵引腰背痛，痛而微胀，手足微厥，食入减少，延予三汊河公馆。脉之弦缓，所谓肝脉不足，令人腰背引痛也。且胃气本弱，木动土虚，故四末不温而不嗜食也。以当归、白芍养血，白术、茯苓益土，肉桂以温经制木，陈皮、炙草以调气和中，饮之良愈。（《广陵医案》）

按语： 本案患者，肝脉不足。肝者罢极之本，主司全身筋骨关节之屈伸，故肝不足令人腰背引痛，脾胃气弱，脾主肌肉四肢，运化无力，失于温养，见四肢不温，食欲不振，故以归、芍养血，术、苓益土，桂以温经，陈皮、炙草调气和中，俾肝气及脾胃之气得以振奋而愈。

二、黄疸案

黄疸是指因肝失疏泄，胆汁外溢，或血败不华于色，引发以目黄、身黄、小便黄为主要临床表现的病症。黄疸之证，总与感受时邪，饮食失节，脾失健运，肝失疏泄，或内伤不足有关。但最主要的是湿邪为患，且多侵犯脾、胃、肝、胆诸脏腑。黄疸本由湿邪致病，属肝脾损伤之疾，脾伤则失健运，肝伤则肝气瘀滞，久则肝脾肾俱损，而致气滞血瘀，水停腹中，渐成鼓胀。鼓胀是因腹部膨胀如鼓而命名，以腹胀大、皮色苍黄、脉络暴露为特征，其发生主要在于情志郁结，饮酒过多，感染虫毒，以及黄疸等伤及肝脾所致。

新安医家辨治黄疸，有阴黄阳黄之分，大凡阳黄多为外感实热，病程短，黄色鲜明者；阴黄者多为寒湿与气血虚弱，病程较长，黄色晦暗者。治疗黄疸，新安医家注意祛湿利小便，使邪有出路，并根据不同病症，选择应用清热利湿、淡渗利湿、温阳化湿等治法；且阳黄以清热利湿为主，阴黄以健脾化湿为主。临证时，还注重黄疸的护理，如指出酒乃湿热之品，应慎之。

（一）湿热阳黄案

歙邑吴遂兄，木商也，在吴兴年七十。因冒雨劳力汗出，又以冷水澡浴，因而发热，口渴，心与背互相胀痛，小水长而赤，舌上黄苔，夜不得卧，眼目如金，皮肤尽黄。吴兴之医见之远走，不敢措剂，谓其年高不宜此病。暂劝回家，乃敦访予治。诊得左脉浮数，右濡弱，两手皆有六至。予曰："此湿热发黄症也。病虽重，年虽高，有是症当有是药，毋用仓惶。"乃以柴胡三钱，酒芩、葛根、青蒿、香薷、天花粉各一钱，人参七分，粉草五分，连进二帖，晚得微汗即能睡，次早热退其半，舌苔稍淡润不焦躁矣。胸膈余热作烦，身黄如旧，以竹茹、青蒿、葛根各一钱，人参、麦门冬、天花粉、知母各八分，白芍药六分，二帖，热退进食，精神陡长。后于补中益气汤加青蒿、麦门冬、天花粉十帖而眼目肌肤之黄尽释然矣。吴兴诸公悉服其精当，各录方而传。（《孙文垣医案》）

按语： 此案为湿热黄疸，所列见证十分典型。而其中"小水长而赤"是指小便量多而色黄如茶，此为湿热黄疸的特征之一，乃湿热下趋膀胱所致，若为阳明热盛便赤者，则为热灼津伤，必小便赤而短少，此之为辨。且发热舌上黄苔，眼目如金，皮肤尽黄，故辨证为湿热发黄症。方以柴胡、酒芩、葛根、青蒿、香薷清热化湿、利胆，又因其年事已高，故用人参、天花粉、粉草以充气液，二帖，热退其半，其用药特点在于攻补兼施。先则以攻为主，以补为辅，次则攻补参半，后则以补中益气汤加味青蒿、麦冬、天花粉，以补为主参以清化，先后缓急，攻补兼备，章法分明，故十四剂而愈病。尤其是在胸膈余热作烦身黄如旧，而仍以人参、麦冬、天花粉、芍药补充气液者，则非胆识之士而不敢为。大凡湿热证而用阴柔之品，因其碍湿，最为大忌。

（二）寒湿阴黄案

程于宫兄，首春自场来扬就医，面目皆黄，胸腹饱胀，腹痛便溏，脉沉而紧，此太阴脾脏之阴黄，色黄而暗，非胃府之阳黄，色如橘皮也。言在场服茵陈、栀子、四苓清热之药，病将一月而不效。此证本中寒，误作湿热，岂不益甚乎？而病者素畏热药，今病患中寒，不得不温，先以苍术、炮姜、二陈、砂仁、茵陈、泽泻投之，胸虽稍宽，脉沉不起，紧亦不退。遂加附子，易干姜，十数剂黄退腹消。即前方苍术换白术，去茵陈加甘草，调理而愈。此疸病正治，亦须辨阴阳寒热也。（《素圃医案》）

按语：黄疸需辨阴阳寒热。临床上一般以阳黄和阴黄多见。色黄而鲜明呈橘黄色，小便黄如浓茶汁，食欲减退，恶心呕吐，大便秘结，腹胀胁痛，苔黄腻，脉弦数为阳黄。色黄而暗，属阴黄，脉沉而紧，应为寒证，诊为太阴脾之阴黄。元代罗天益在《卫生宝鉴·发黄》中指出："阴黄证，多又内伤不足，不可以黄为意，专用清利，但宜调补心脾肾之虚，以培气血，血气复则黄必尽退。"前后以茵陈术附汤加减，散寒化湿，温阳健脾。方中寒温并用，通补兼施，标本同治，寒湿散而黄退，中阳健运则邪无滋生之源。

三、头痛案

头痛是临床上常见的自觉症状，在内科临床上常遇到的头痛多见于外感热病、高血压、颅内疾病、神经官能症、偏头痛等。头为"诸阳之会""清阳之府"，又为髓海所在，凡五脏精华之血，六腑清阳之气，皆上注于头，故凡六淫之邪外袭，上犯巅顶，邪气羁留，阻抑清阳；或内伤诸疾，导致气血逆乱，瘀阻经络，脑失所养，均可发生头痛。

新安医家对头痛的辨别，首先分清外感、内伤，辨清虚实，并结合头痛部位的性质及疼痛的部位，进行综合分析。一般外感头痛，多为风邪夹寒、夹热、夹湿或外感瘴气所引起；内伤头痛则有虚有实，或虚中夹实，如肝胆火炽、痰瘀滞络为实，阴虚阳亢、阴虚动风为虚。在治疗上大抵外感头痛以疏风散邪、逐湿为主，内伤头痛则以平肝、滋阴、化痰、祛瘀为主。且无论外感内伤，皆根据头痛的部位而重视分经用药。如新安医家王乐匋先生治疗内伤头痛一证时，虽着眼于肝风肝阳，而本乎于肝肾之阴，从其所治的头痛案例可以看出，无不以熄风和阳、滋补肝肾为法则，或和络，或涤痰，或泻火，各相机而行。

（一）外感瘴气上扰清阳头痛案

沐阳，五十四。住居临海，风瘴疠气，不似平原人众稠密处。瘴疠侵入脑髓骨骱，气血不和，渐次壅遏，上蒸头面，清阳痹阻，经年累月，邪正混处其间，草木不能驱逐，凭理而论，当以虫蚁，向阳分疏通逐邪。

蜣螂一两，淫羊藿五钱，蜂房五钱，川芎一钱，火酒飞面泛丸。（《评点叶案存真类编》）

按语： 头痛是临床上常见的自觉症状，病因多端，不外乎外感和内伤两大类。本案独特之处在于灵活地运用了因地制宜的治疗原则。该病者住居临海，风瘴疠气经年累月侵袭头面，气血不和，清阳痹阻，发为头痛，并指出普通草木之药不能驱逐，须用虫类药，入络搜邪，选用蜣螂攻毒破瘀，蜂房攻毒祛风止痛。此法值得参考。

（二）内伤痰瘀滞络头痛案

徐某，女，63岁，1994年3月21日初诊。

风阳与痰瘀相搏为患，头痛偏左，时有耳鸣，夜寐欠沉，间作肢麻，左下肢痹痛，舌苔薄腻而白，脉濡细。法当熄风和阳，涤痰和络，以达木郁。

当归须10g，煨天麻10g，橘红6g，磁石30g（先煎），红花10g，怀牛膝12g，炒白蒺藜10g，茯神12g，丹参15g，法半夏6g，青龙齿20g（先煎），炒玄胡索10g，全蜈蚣2条，钩藤15g，田三七粉4g（分冲），鸡血藤30g。上方7剂，水煎服。

二诊（3月18日）

药证相合，头痛已见减势，于原方加青橘叶10g，石菖蒲6g。

三诊、四诊均在此方基础上略做增损，病势已见显减，头痛基本缓解。（《中国现代百名中医临床家·王乐匋》）

按语： 本案头痛经年，TCD（经颅多普勒）示：①基底动脉及左椎动脉痉挛，供血不足。②左大脑中动脉痉挛，左大脑前动脉、大脑后动脉血液流速度明显高于对侧。

头痛部位固定，此为瘀滞之象；而舌苔腻而白者，此又为痰浊之征。先生诊为痰瘀相搏而兼有风阳上扰。故处方遣药以活血化瘀和络参以熄风涤痰之品为治。方中以归须、杜红花、丹参、全蜈蚣、鸡血藤、田三七粉活血化瘀而和络，这组药物的运用可以改善脑动脉的血循环，并有缓解动脉痉挛的作用；以法半夏、化橘红取二陈之意以化痰浊；若病属痰瘀互结者，则非单纯祛瘀活血之品所能奏效，而须佐以化痰理气之剂。再者，虽病属痰瘀互结而实际上也存在气机着滞不行的病理因素，所以化痰、祛瘀又当理气为先，故在方中参以一味炒延胡索以条达木郁，疏畅气机。于此可见先生用药之缜密。头痛而兼耳鸣如蝉，此为风阳上扰之象，故在方中以天麻、钩藤、白蒺藜、青龙齿、磁石、牛膝等熄风潜阳。先生所谓"和阳"者，在此即指潜阳而言。

四、眩晕案

眩是眼花，晕是头晕，二者常同时并见，故统称为"眩晕"。轻者闭目即止；重者如坐舟船，旋转不定，不能站立，或伴有恶心、呕吐、汗出、甚则昏倒等症状。前人认为本病的发生是由于风火、痰浊、阴虚、血少等所致，如《素问·玄机原病式·五运主病》有"风火皆属阳，多为兼化，阳主乎动，两动相搏，则为之旋转"的论述，《丹溪心法·头眩》有"无痰不作眩"的主张，《景岳全书·眩运》则强调"无虚不作眩"。

新安医家则综合诸家之说,阐明病因病机之间的相互关系,如阴虚则风阳上扰,血少则脑失所养,精亏则髓海不足,痰扰则蒙蔽清阳,肝郁则气火上扰,均易导致眩晕。治疗方面,则以平肝潜阳、滋肾填精为原则;如因痰、因火、因郁,又宜参以涤痰降火、疏肝理气等法。

风阳上扰案

王某,男,65岁,1980年8月21日。

有脑动脉硬化、供血不足、心动过缓、血压不稳定等病史,刻查血色素偏低,自觉头晕目花,走路飘荡,头颈转动略快即觉晕甚,脉弦稍迟。姑以潜阳、活血、熄风为治。

炙龟甲24g,珍珠母24g,生牡蛎24g(前三味先煎),白蒺藜10g,夏枯草10g,苦丁茶6g,甘枸杞10g,女贞子10g,羌活3g,葛根30g,全当归10g,炒五灵脂10g。

二诊(8月28日)

头晕目花较减,然颈项转动时仍然昏晕,晨起心动过缓,足踵落地疼痛,前曾一度红肿,脉濡弦。治拟兼及。

炙龟板24g,珍珠母24g,生牡蛎24g(前三味先煎),白蒺藜10g,羌活3g,葛根30g,当归10g,炒五灵脂10g,紫草15g,败酱草15g,干地黄30g,路路通9枚,炒怀牛膝10g。

三诊(9月25日)

头晕见平,血压正常,晨起心律已近正常,足踵任地疼痛亦微,惟夜寐多梦欠宁,脉弦。药证能合,守原增删。

炙龟甲24g,珍珠母24g,生牡蛎24g(前三味先煎),白蒺藜10g,羌活3g,葛根30g,当归10g,炒五灵脂10g,丹参10g,炒酸枣仁18g,炙远志肉6g,合欢花15g,夜交藤30g。(《中国百年百名中医临床家·王任之》)

按语: 头为诸阳之会,目乃清空之窍,肝阳上亢,易致眩晕,下虚上实则走路飘荡。故本案病机为肾阴素亏,不能养肝,以致肝阴不足,肝阳上亢,发为眩晕。如《临证指南医案·眩晕门·华岫云按》说:"经云诸风掉眩,皆属于肝,头为诸阳之会,耳目口鼻皆系清空之窍,所患眩晕者,非外来之邪,乃肝胆之风上冒耳,甚则有昏厥跌仆之虞。"治疗则以平肝潜阳,清火熄风为主,因考虑本案患者素有脑动脉硬化病史,故兼以活血。清肝镇潜则夏枯草、珍珠母、龟板、牡蛎、白蒺藜、苦丁茶;清养肝阴则枸杞、女贞子;养血活血当归、五灵脂;而羌活、葛根则解肌通络,合而成方,使用各得其妙。二诊因肝热已减,故去夏枯草、苦丁茶,加干地黄、怀牛膝、路路通、紫草、败酱草以育阴活血,促使上亢之肝阳得以下行。三诊则对症加用养心安神。王氏辨治本案,选用药物与病机相合,从方案中皆可体会。

五、中风案

中风又名卒中,是以猝然昏仆,不省人事,伴有口眼㖞斜,语言不利,半身不遂;或不经昏仆,仅以㖞僻不遂为主证的一种病症。其发病突然,变化倏忽,为阴阳失调,气血逆乱,上犯于脑所引起,包括了多种脑血管意外疾患。中风的病因在唐宋以前多持"内虚邪中"论,如《灵枢》认为:真气不足,邪气独留。《金匮要略》认为:络脉空虚,风邪乘虚入中。并以邪之浅深，病情轻重而分为中络中经、中脏中腑。唐宋以后发展为内风论，其中刘河间力主"心火暴甚"、李东垣认为"正气自虚"、朱丹溪主张"湿痰生热"。中风属于本虚标实之证。在本为肝肾不足，气血虚少；在标为风火相煽，痰湿壅盛，气血郁滞。

新安医家总结前人经验，综合各说，案例中既有"内虚邪中"论的经脉空虚，风邪入中案，又有正气自虚、肝肾阴虚、风痰阻络诸案，还有气虚血滞等中风后遗症案。临床据病位的浅深及病情的轻重将中风分为中经络和中脏腑两大类。中经络者，一般无神志改变，仅表现为口眼㖞斜，语言不利，半身不遂；中脏腑者，主要表现为神志不清，㖞僻不遂，并且常有先兆及后遗症状出现。治疗方面，中经络者，外风治用疏散风邪，扶正祛邪；内风治用滋填肝肾，潜镇风阳。中脏腑者闭证治用化痰熄风或清肝熄风；脱证治用急救回阳。后遗症状据其病机不同，而分别治用益气活血通络、平肝息风通络，祛风除痰通络，补肾益精通络等法。

（一）中经络案

冯某，女，59岁，1980年12月6日。

患者因拟诊可逆性脑卒中、脑动脉硬化、高血压等，于上月25日住入神经内科。现仍言语不清，仅能说单词短语，且吐字模糊，伸舌向右旁斜，饮水自口角流出，右半侧肢体酸麻乏力，活动欠灵，踝及足趾均不能动，食欲不启，数日一更衣，脉濡弦。此亦肝肾内亏，痪痹之例，用地黄饮子出入为治。

干地黄12g，蒸山茱萸10g，麦冬6g，石斛9g，淡肉苁蓉10g，巴戟天10g，炙远志肉6g，石菖蒲3g，鸡血藤15g，制豨莶草10g，炙鸡内金10g，炒谷芽12g，葛根30g

二诊（12月13日）：

食欲见启，言语较利，右肩稍能抬起，然右踝及足趾仍不能活动，作酸见轻，作麻如前，四日未更衣，脉濡弦。守原方加减。

干地黄12g，金钗石斛9g，淡肉苁蓉10g，巴戟天10g，炙远志肉6g，石菖蒲3g，鸡血藤15g，制豨莶草10g，鹿衔草10g，葛根30g，决明子12g，玄明粉4g。

三诊（12月20日）：

言语已渐清利，右肩可以抬举，右足趾略能活动，而右足踝仍难活动，但已不再作麻，脉濡弦。前制尚合，再守原意出入治。

淡肉苁蓉10g，巴戟天10g，炙远志肉6g，石菖蒲3g，鸡血藤15g，制豨莶草10g，鹿衔草10g，大熟地12g，炒怀牛膝10g，锁阳10g，炒续断6g，葛根30g，决明子12g。（《中国百年百名中医临床家·王任之》）

按语：中风包括了多种脑血管意外疾患。其发病突然，变化倏忽，如"暴风之疾速"。本案可逆性脑卒中病机以肝肾内亏为其根本，正如《临证指南医案·中风》所曰："肝血肾液内枯，阳扰风旋乘窍。"因肾精不能上承，故见痪痹失语、肢酸麻木等症。治宜滋阴补肾，利窍通络，方用地黄饮子加减。以地黄饮子中的干地黄、巴戟天、山茱萸、肉苁蓉、石斛、石菖蒲、麦冬入药；因食欲不振，加鸡内金、谷芽以消导健运；并因右半肢体酸麻欠灵而以鹿衔草、制豨莶草、鸡血藤、葛根、续断、怀牛膝通经络，壮筋骨；决明子、玄明粉则因"四日未更衣"而入药，合锁阳、肉苁蓉以润肠通便。经此治疗半月后，窍通络畅，言语渐利，肢麻已减，诸症悉除。

（二）中脏腑案

家侄巨济太学，壬申年六月，因气旱，悯农冒赤日行田间，十三日归自中途，忽患中风，抵家时客至视疾，犹勉强步至中堂，次日右手足不仁，言语蹇涩，不省人事而卧，诊其脉，左寸弦，右寸并而关俱滑，此痰证也，用二陈加牛胆南星明天麻、防风、羌活、秦芃、菖蒲、黄芩、枳壳、加竹沥姜汁服，三日而人事省，再服四日，乃除竹沥姜汁，用生姜，再十余剂，加当归、白芍药、又十余剂，后因血虚甚更加地黄，因气虚加参芪、因不任步履，加木瓜牛膝，因火盛少加黄连，嗣后渐去风药，如此共服百余剂而愈，初病虚弱时，右手单不能动，手指之间即片纸亦不能提挈，痰亦不能远吐，及用参芪之后，手足稍便，而痰亦吐远，可见参芪之妙已上二证并与去非弟识见相乎，故朝夕同视，而治有功。（《程原仲医案》）

按语： 中风又名卒中，是由于阴阳失调，气血逆乱，上犯于脑所引起的以突然昏仆，不省人事，半身不遂，口舌㖞斜，或不经昏仆，仅以半身不遂，口舌㖞斜，言语不利，偏身麻木为主要表现的一种病症。为本虚标实，上盛下虚之证。本案患者，在发作期时，程氏以为属痰证，因脉左寸弦，右寸并两关俱滑，弦滑均是痰证之脉。急用化痰息风通络之法，服后得苏，待症情稳定，复投以益气和血之品以救其本，可谓"急则治其标，缓则治其本"之法。

六、疟证案

疟证是以寒战壮热，头痛，汗出，休作有时为特征的一种病症，多发生于夏秋之间。本证的发生，主要由于感受疟邪、瘴毒、兼感风、寒、暑、湿之邪，在正气虚弱，营卫空虚的情况下，邪气乘虚侵入而发病。

从本节所辑选的新安医家辨治疟证的医案来看，疟邪虽是疟证的主要致病因素，但饮食不节、善饮酒水、酷嗜葱蒜煎炒之品，损伤脾胃，运化失常，痰湿内蕴，或脾胃虚弱，痰自内生，易感外邪，而发疟证。疟证的治疗新安医家多以化痰达邪为主，如对于痰湿内蕴的痰疟治疗，仅以一味生半夏煎水内服，戟人咽喉，而达到痰去疟止；但若正气虚弱，则重视扶正祛邪，如平素善饮，耗血伤胃，复感外邪者，治用补气固卫以扶正，清热化湿以祛邪，并常服甘淡扶脾之参苓白术散而痊愈。总之，具体治疗方法是根据不同的病因和症候表现来确定的。

（一）湿热致疟案

侍御程公，形色清脆，年逾四十，素善饮，形色苍热。病头痛，恶食泄泻，小便短少，午后恶寒发热。医用二陈、平胃、五苓共一服，治不退，反增腰腹拘急。邀予诊视。脉皆濡弱颇弦而驶。曰："耗血伤胃，惟酒为甚。复加以湿热，外伤其气。内外两伤，法当从补。若用草果、槟榔、常山、半夏燥烈之剂，譬犹抱薪救火，宁不益其病耶？"遂以人参二钱，黄芪钱半，以益皮毛，不令汗泄；白术、茯苓、石膏、麦冬各一钱，以导湿热，不使伤胃；知母、青皮、神曲、黄芩、归身、川芎、柴胡各七分，以消积滞而和表里，少加甘草三分，煎服十余帖，疟止。后以参苓白术散常服，收功。（《石山医案》）

按语： 本案因素善饮，又复感外邪而致疟，以午后恶寒发热为典型症状。汪氏认为患者善饮，耗血伤胃，复感外邪，又伤气，气血已伤，仅用二陈、平胃、五苓之剂不能和表里祛半表半里之邪；若用草果、常山等燥烈之剂则易伤阴，使火热愈旺。《明医杂著·疟病证治》说："邪疟及新发者，可散可截；虚疟及久者，宜补气血。"汪氏也言"内外两伤，法当从补"。用参芪补气益卫气，固皮毛，止汗泄，又加清热化湿之剂，消积滞和表里，待疟止，常服甘淡扶脾之参苓白术散而痊愈。《太平惠民和剂局方》言参苓白术散："治脾胃虚弱，饮食不进，多睡少力，中满痞噎，心悸气喘，呕吐泄泻及伤寒咳噫。此药中和不热，久服养气育神，醒脾悦色，顺正辟邪。"用在此处可谓绝佳。

（二）痰郁致疟案

北京一车水者，泽州人，壮年体健，多力，酷嗜葱蒜烧酒煎炒之物，初秋盛暑时患疟，间日一发，发则呕痰，如此七发矣。又次日将发时，忽然倒地，四肢厥冷，面紫色，心胸热，口唇裂，惟闻喉间痰响声，呼之不应，人以为死也，诊脉浮按全无，沉按滑不断续。《脉经》曰："脉滑者多痰。"病机云："无痰不作疟"，意谓顽痰所结，致闭塞孔窍不通。用生半夏，研极细末，取新汲水搅成浆，灌下一二碗，忽吐稠痰十数碗而甦，即能言语，疟亦不复作。有三人私议曰，生半夏戟人喉，又未闻治疾用数两者，一曰或制半夏耳，一曰吾见从肆中市来，交相疑惑，因过询予，曰："治病有缓急，用药有经权，方其危笃时，岂缓药治之哉。生半夏有毒戟人喉理也，经也，令顽痰壅盛，时足以当其毒，半夏非生用，何能以胜其痰。"又云："凡有毒之药治病，有病则病受之，所以不戟人喉，音声无伤，若此者宜也，权也。今有医治，富贵人痰，以半夏性燥，用贝母代之，噫可叹矣，不知半夏治脾胃之痰，贝母去肺肾之痰，一以燥痰健脾，一以清痰解郁，不识药性，不懂脏腑何足以语医，又何足以论缓急经权之道哉。"问者喜曰："问一得三矣。"（《程原仲医案》）

按语： 本案患者，程氏诊脉，浮按全无，沉按脉滑，以为滑脉主痰，知非真死，乃顽痰闭塞孔窍而致，又"无痰不作疟"，故以一味生半夏煎水服，痰去疟止。半夏乃燥湿化痰之要药，生半夏有毒，戟人咽喉，程氏正是利用了生半夏对口腔、喉头的强烈刺激作用达到去顽痰的目的，故不用制半夏。而贝母入肺肾之经，"开郁下气化痰之药"（《本草汇言》），半夏则入脾胃之络，燥痰健脾和胃，故其用有别。

第四节 肾系病案

一、水肿案

水肿是指体内水液潴留，泛溢肌肤，引起头面、眼睑、四肢、腹背甚至全身浮肿。严重者还可伴有胸水、腹水等。凡因风邪外袭，水湿内浸等因素而致水肿者，多为阳水；凡因劳倦内伤，脾肾亏虚而致水肿者，多为阴水。其病与肺、脾、肾三脏关系最为密切。

新安医家对水肿的辨治，注意辨阴水阳水，治疗有宣肺行水、健脾利水、温肾逐水等法，临床治疗时，或一法独进，或数法合施，或先攻后补，或先补后攻，一视病情而定。

（一）阳水风水泛滥案

予近，严镇汪履康，太学长媳，家侄承美太学长女也。壬申春，患遍体浮肿，目不能开，直下肿至足，二便皆秘，脉虽浮小，而重按沉实，诸医皆以脾虚主治，病转剧，谢技穷，因逆予治。予笑曰："诸君惧矣！脾虚浮肿者，渐次而成，岂有三旬壮年之人，不经泻泄，而患脾虚浮肿之病？一至此耶，且脉沉实，二便皆秘，万万无此理也。此乃风热之证，法宜宣通，而慎补耳。"遂用防风通圣散，全用，麻黄、硝、黄、大剂煎服，内外两解，药两剂，得微汗便利浮肿遂立消而愈。（《程原仲医案》）

按语：水肿在辨证时，当须先辨内外阴阳，本病患者，实乃阳水。前医误以为脾虚，治以补脾病反增剧，只知脾虚不运可致水肿，不知风热外袭，肺失宣降，肺为水之上源，亦可致肿。程氏接诊，详问病史，脉证合参，认为："脾虚浮肿者，渐次而成，岂有三旬壮年之人，不经泻泄，而患脾虚浮肿之病"。加之患者二便皆秘，辨证为阳水，感受风热之证，法宜宣通，方以防风通圣散加味，内外双解，盖"平治于权衡，去菀陈莝，开鬼门，洁净府"之理也。药仅两剂，得微汗，二便通利，浮肿遂立消而愈。

（二）阴水脾肾阳虚案

陈，六二。老人脾肾阳衰，午后暮夜，阴气用事，食纳不适，肠鸣䐜胀，时泄。治法初宜刚剂，俾阴浊不僭，阳乃复辟。

人参（一钱半），淡附子（一钱），淡干姜（八分），茯苓（三钱），炒菟丝（三钱），葫芦巴（一钱）。

此治阳明之阳也，若参入白术、甘草，则兼走太阴矣。（《临证指南医案》）

按语：本案水肿为脾肾阳虚之阴水类。首先肾阳衰弱，不能化气行水，遂使膀胱气化失常，开阖不利，水液内停，形成水肿；再者肾阳不足，不能温养脾土，脾气受损，运化失司，水湿停聚不行，泛滥肌肤，而成水肿。正如《素问·阴阳应象大论》所云："浊气在上，则生月真胀"。本案患者至午后暮夜阴盛之时，则觉食纳不适，肠鸣月真胀，时见泄泻，乃为一派脾肾阳虚，阴浊盘踞中焦之象。今阴浊居于中，肾阳衰于下，则中阳不足，故肠鸣泄泻等症应时而作。叶氏认为此症初宜"刚剂"者，意指温燥之剂使浊阴之邪不借越阳位，则中阳自复。治当温下暖中，以利水湿。方用葫芦巴、菟丝子、干姜、附子温补脾肾之阳，以逐水湿；又以茯苓、白术健脾利湿，人参、甘草扶正护胃。

二、淋证案

小便频数短涩，淋漓刺痛，欲出未尽，小腹拘急，或痛引腰腹者为淋证。历代医家一般将淋分为五种：即石淋、气淋、血淋、膏淋、劳淋，合称五淋。其主要病因是湿热蕴结于下焦。新安医家辨治淋证归为虚实两类。实证以下焦湿热为主，治法重在清热利湿；虚证以脾肾亏虚为主，重在健脾补肾。对淋证病因病机的认识以及相应治法的运用都很有特色。

血淋肾阴暗伤案

薛，二十五岁。少年心阳下注，肾阴暗伤，尿血，非膀胱挟邪热也。夫阴伤忌辛，肾虚恶燥，（名言！）医投东垣辛甘，化燥变热，于病悖极。生脉中有五味，亦未读食酸令人癃闭之律。（才人心细，八面玲珑。）溺出茎痛，阴液枯寂。（确断！）（肾阴暗伤，由于心阳下注，是手少阴累及足少阴也。病标在肝肾，病本在心肺，所以不用填补肾肝之药，而惟宁神敛液，清火润燥，以戢神明耳。）

茯神、柏子仁、黑芝麻、橹豆衣、天冬、川石斛。（《徐批叶天士晚年方案真本》）

按语： 淋证的病因以膀胱湿热为主，病位在肾与膀胱，初起多邪实之证，久病则由实转虚，亦可呈现虚实夹杂的证候。本案病者尿血而痛，诊断为血淋。究其原因乃心火下注，手少阴累及足少阴，进而提出病标在肾，病本在心，从养阴宁神敛液而治。故本案无论是从淋证病因病机的认识以及相应治法的运用都非常有特色。另外，本案提出"阴伤忌辛，肾虚恶燥"之论，对临床实践有很好的指导作用。

第五节 气血津液病案

一、消渴案

消渴是以多饮、多食、多尿、身体消瘦为特征的病症。其病理主要在于燥热偏盛，阴津亏耗。而以阴虚为本，燥热为标。病变的脏腑主要在于肺、胃、肾。迁延日久，阴损及阳，可见气阴两伤或阴阳俱虚，甚则表现为肾阳虚衰之候。

新安医家辨治消渴，着重辨别上、中、下三消的主次，区别阴虚与燥热的标本轻重；治疗上无论上、中、下三消均从养阴着手。燥热较甚时，佐以清热，下消病久，阴损及阳时，阴阳并补，如孙一奎用桂附大补下元，使元阳阳气充盛，津液得以熏蒸而上，口自然不渴，饮入水少，小溲亦少。此法今人未必敢用，足见孙氏辨治之大胆而有特色。

下消阴阳两虚案

丁书办年过五十，糟酒纵欲无惮，忽患下消之症，一日夜小便二十余度，清白而长，味且甜，少顷凝结如脂，色有油光。治半年不验，腰膝以下皆软弱，载身不起，饮食减半，神色大瘁。脉之六部大而无力。书云：脉至而从，按之不鼓，诸阳皆然，法当温补下焦。以熟地黄六两为君，鹿角霜、山茱萸各四两，桑螵蛸、鹿角胶、人参、白茯苓、枸杞子、远志、菟丝子、怀山药各三两为臣，益智仁一两为佐，大附子、桂心各七钱为使，炼蜜为丸，梧桐子大，每早晚淡盐汤送下七八十丸，不终剂而愈。或曰："凡云消者，皆热症也。始公具方，人多议之，今果以温补成功，此何故哉？"予曰："病由下元不足，无气升腾于上，故渴而多饮。以饮多，小便亦多也。今大补下元，使阳气充盛，熏蒸于上，口自不干。譬之釜盖，釜虽有水，若底下无火，则水气不得上升，釜盖干而不润。必釜底有火，则釜中水气升腾，熏蒸于上，盖才湿润不干也。"予已详著《医旨绪余》中，兹不多赘。（《孙文垣医案》）

按语： 此案为孙氏温补下元治疗消渴的典型治案。一般认为消渴病发病的关键是阴虚燥热，以肾虚为主。本病初期以积热伤阴，阴虚燥热为主要病机；中期，燥热伤阴的同时进一步伤阳气，致气阴两伤，或兼痰浊瘀血内阻；晚期，阴损及阳，阴阳俱虚，肝脾肾皆损，或痰瘀浊毒壅滞。本案已属晚期阴阳两虚之证。孙氏以金匮肾气丸变通，养阴温阳，其中桂附有摄纳虚火归元之妙，孙氏用桂附大补下元，使阳气充盛，譬之釜底有火，蒸腾釜中之水上升而釜盖自润。然须注意用量不可过大。他认为元阳充盛，津液得以熏蒸而上，口自然不渴，饮入水少，小溲亦少。此法今人未必敢用，孙氏辨证准确，大胆治疗，令人佩服。

二、虚劳案

虚劳是"虚损劳伤"的简称，或称"虚损"。是由脏腑虚损，元气虚弱而致的多种慢性病证的总称。凡禀赋不足，后天失调，久病失养，积劳内伤，久虚不复，而表现为各种亏损证候者，均属之。其病理变化，有气虚，有血虚，有气血两虚；有阴虚，有阳虚，有阴阳两虚；或本虚而复感外邪，或邪羁久延致损等。

新安医家对虚劳的辨证，以阴阳气血为纲，五脏虚候为目；施治方面，以"损者益之""劳者温之"和"形不足者，温之以气；精不足者，补之以味"为基本法则。但人体脏腑气血来源于先天，滋养于后天，故强调补脾肾为治疗的关键。对内伤兼夹外邪的治疗，新安医家提出："重者急于驱邪，但须保定胃气及下元真气，迨大势已杀，乃急补之。若外邪本轻者，调理荣卫是一捷法，即所谓养正则邪自除"。根据外邪的轻重，拟订了急于驱邪、养正除邪以及因时制宜、因人制宜、饮食宜忌等治疗原则皆具有鲜明的特点，值得后学者深思借鉴。

（一）劳倦伤脾，气虚亏损案

族贡百朋兄，面颜赭紫，平素体健，阳脏人也，年出五旬。时秋七月间触热，于景德镇往返接于徽郡，往返共九百里，皆是徒步，抵家渐患病，不能动，甚懒言，村医不效，更延老医。傍午至，诊视毕即要辞去，苦留不从，举家齐跪浼治，决不肯，且含怒曰："此病危在顷刻，必固留我何其消也？"遂拂衣而去。其弟声远兄即邀予诊，予未知老医来去情节，闻声远兄具述一遍，予诊其脉四至，小而无力，曰："此劳倦伤脾，热又伤气症耳。老医言如此其难，据我说其易。"乃署补中益气汤全方，令声远兄即办四大剂，每日一剂，服旋自瘥，不待再诊。遂如言，服之而愈。（《管见医案》）

按语：本案属虚劳。病者年出五旬，阳脏人也，时秋七月间触热，又往返徒步九百里，过度劳累耗伤人体之气，再加触冒夏秋之热邪，使人体之气更加耗损。补中益气汤乃金元四大家之一李东垣创制的名方。其有三大主证：脾胃气虚证、气虚下陷证、气虚发热证。本案属劳倦伤脾，气虚亏损，符合补中益气汤主治证。中气足则虚劳消亦。

（二）精气耗甚，房事劳伤案

薄井，日本国人，甲子五月十五日。

人始生，先成精，精成而脑髓生，故精者身之本也。但精气耗失甚易，化生甚难，体魄之勇怯固随精气之虚实以为断，而势力之强弱则亦视精气之厚薄为转移也。督脉者，阳脉之海也，起于少腹以下，骨中央，女子入系廷孔，其孔溺孔之端也，其络从阴，合篡间，绕篡后，别绕臀贯脊，属肾，上客交巅，上入络脑。今宗筋萎痹，阳根无注射之力，非但不能媾精，即溺亦滴沥不爽，况记忆力日渐减退，谓非督脉损伤，房劳恣欲有以致此，谁其信之？特怯者非一日而怯也，弱者非一日而弱也，皆以积渐然。兹拟强阴补虚，扶植督脉，但养身莫善于寡欲，不可见欲使心不乱，则精气自无渗漏暗泄之患，日积月累，崛然兴起未可知也。质之高明以为何如？特弄斧班门，聊博方家一粲耳。

制首乌五钱，甘枸杞（炒）二钱，全当归三钱，淡苁蓉三钱，菟丝饼三钱，巴戟天二钱，怀牛膝（蒸）二钱，川杜仲（炒）三钱，切骨脂（炒）二钱，续断（炒）二钱，吉林人参一钱，麋角（水浸五七日刮去皱皮成细末吞）一钱。

上药宜慢火浓煎，服百日以验之。如能以麋角，更佳。服药之外可日食雀卵数枚。（《王仲奇医案》）

按语：房劳一证，属虚劳之例，先生案中详述了此病之机理，认为精气耗甚易，化生甚难，体魄之勇怯固随精气之虚实以为断，而势力之强弱则亦视精气之厚薄为转移也。补肾固精，强阴补虚，扶植督脉，但养身莫善于寡欲，使心不乱，则精气自无渗漏暗泄之患。可见如何规劝病家清心寡欲在治疗房劳中是十分重要的，胜于药治。

三、血证案

凡血液不循常道，上溢于口鼻诸窍，下出于二阴，或渗于肌肤的疾患，统称"血证"。可由外感六淫，内伤七情，饮食不节，劳倦太过，久病或热病等多种原因导致。根据这些病因，血证由于出血部位不同，临床表现亦异，其辨证按咳血、衄血、吐血、便血、尿血的分类。

新安医家对出血分类辨治，总以阳络伤则血外溢，阴络伤则血内溢，以养阴、清热、止血为主要方法。特别是养阴止血，强调养胃阴以培补肾阴，因脾胃为后天之本，气血生化之源，胃阴足则可充养先天，培补肝肾之阴。养胃阴的治疗思想与历代医家注重养肾阴相较，具有新安医学的特点。

（一）悲哀伤肝泪血案

侍御吴公（黄陂人）闺玉，予邑旧父母，黄陂振海张公甥女也，性至孝。庚戌岁，侍御公夫人，卒于京邸，女年及笄，痛母之殁，日夜号泣，泪皆成血，饮食绝口不进者月余，面忽紫忽青白等色，诸医用开忧药治之不效，张公邀予治。予思眼中流血，小史虽载，自岐轩已下，皆未言治法，终日思之，忽悟人之五液，出自五脏，上皆有窍，心液为汗，外窍为舌，脾液为涎，外窍为唇，肺液为涕，外窍为鼻，肾液为唾，外窍为耳，肝之液为泪，目者肝之外窍也。五脏之中，二脏属气，三脏属血，属气者，肺出气，肾纳气是也，属血者，心生血，肝纳血，脾统血是也。悲哀甚，则肝气急横于胸中，心虽生血，肝则不纳，肝既不纳，血无所归寻窍而出，目者肝之外窍也，故同泪出皆成赤也。或问："常人七日不食则死，今饿月余犹生，何也？"予曰："虽经去，胃为水谷之海，脾为运化之司，胃藏水谷三十五升，日消五升，七日水谷尽则死矣，其所以消者，全赖脾转动为之运化，今肝水强盛，横胸压脾，脾失转动之权矣，乏血以统质又弱矣，运化不司水谷，何由以消，此所以不食不死也。"问："何以治？"予曰："肝性急，必得缓肝之急药为君。"问："用何药？"曰："未得也。"遍思群方，惟古今医按有云：肝气盛则病目，惟菊花缓肝之急，所以能明目也。用黄家菊花为君，佐以白芍药、牡丹皮、抚芎、当归尾、山栀仁、陈皮、白茯苓、生甘草之药服数剂，泪色遂变。日惟服此方，兼时进菊花汤，当茶饮，半月之间，用过菊花数觔而愈。或问："香附解忧，必用之药，今制此方，佐以他药而反不用，其意若何？"予曰："方者因时制宜也。白芍药用以伐肝，其味酸，酸以收之，为收其耗散之真血，当归尾，行当行之血，此归肝，牡丹皮，清肝之热邪，山栀仁退肝之忧火，抚芎令血流行，且有开忧之功，陈皮茯苓，和中利膈，又有健脾之效。甘草味甘性缓，和诸药者也。此值肝盛之时，盛则愈急而愈燥，香附性燥，岂宜入之哉。"（《程原仲医案》）

按语：本证属于血证，但泪血的临床病例不多见。本案因过度悲伤，日夜哭泣而致泪出成血，饮食不进。程氏未见先人治验，认为泪为肝之液，目为肝之窍。五脏之中，肺出气，肾纳气。心生血，肝纳血，脾统血。悲哀过度，肝气急横，心虽生血，肝却不纳，血无所归，寻窍而出，则见泪血。本案患者，程氏以为肝气急当用缓肝之药。经云，肝欲散，急食辛以散之，用辛补之，酸泻之。《古今医案按》有云：肝气盛则病目，惟菊花缓肝之急，所以能明目也。因此，程氏处方以用黄家菊花为君，佐以白芍药、牡丹皮、抚芎、当归尾、山栀仁、陈皮、白茯苓、生甘草之药，同时兼时进菊花汤，当茶饮，半月而愈。同时案中程氏解释了不用香附的原因，体现了因时制宜的原则。时值肝盛之时，盛则愈急而愈燥，香附性燥，用之反会加剧病情。肝体阴而用阳，当用酸甘缓肝之药。

（二）阴寒内盛衄血案

予先大人幼年贫甚，艰衣鲜食，事耕锄，十五六岁时暑月种植得衄血症，自此每夏秋之交便衄作。数年后，服贾远涉，夏秋间于衄症外渐加肢冷，便燥如羊屎，口中干热有细疮，自以为火热，以黄连切片接坎以一二片含之。二十二岁在广州佛山镇茶行时，有一医同行伴住多月，见大人口屡动，问："食何物？"答云："黄连片"。兼告以数症。医诊其脉迟微，为之一惊，约诘朝复诊开方，乃以：熟地三钱　焦白术三钱　炙甘草一钱五分　牛膝三钱五分　山药二钱　熟附子二钱　炮姜二钱　肉桂一钱

教以水煎候冷服，接服十剂当愈。遂服，至六剂诸有大效，十剂果愈。自后，夏秋间衄及诸症将作，遂照方煎服二剂，或一年一服，或二三服，皆效。为阴盛于下，迫阳于上，犯其清道，用引火归原法也。（《管见医案》）

按语：本案病者十五六岁时始得衄血证，审症求因，自以为是火热之邪，便以黄连切片含之，二十二岁时遇一医，为其诊治，发现脉迟微与所表现的热症不符，故舍症从脉，辨证为阴寒内盛，阴盛于下，迫阳于上。治以温补脾肾之阳，引火归原。药用熟地滋阴补肾，白术、甘草健脾益气，牛膝补肝肾，强筋骨，引药下行，肉桂温通经脉，引火归原，附子回阳补火，散寒除湿，炮姜温中逐寒，回阳通脉，十剂而愈病。

（三）热毒内蕴便血案

潘大司马公，尝有肠风之疾。八月丁祭，学博馈鹿血，食之而血暴下。致予治，用槐

角子五钱，黄连、枳壳、地榆、贯众各三钱，一服而止。大司马善其方，书之粘壁间，遇有便血者，辄依方药之，无不立愈。喜甚，鼓腹谓诸子曰："往而姨之疾，族医无言必死，孙君独能生之，神哉！进乎技矣。"予曰："晋扁鹊有言，予非能生死人也，此当自生者，越人使之起耳。予何能，亦张安人当自生也。大司马公由是益得予，病无巨细悉任之，而予亦得尽其术支。"（《孙文垣医案》）

按语：张秉成于《成方便读》言："肠风者，下血新鲜，直出四射，皆由便前而来。或风客肠中，或火淫金燥，以致灼伤阴络，故血为之逼入肠中而疾出也……此皆由于湿热蕴结，或阴毒之气久而酿成，以致寻常之血因留着之邪溃裂而出，则渗入肠中而泄矣。"本案因素患肠风，又食鹿血，热毒渗入肠中，用槐角子清降泄热止血，配地榆、黄连清肠止血，贯众清热解毒，凉血止血，是方一服而血止，可谓神奇。笔者认为因下血较多，本案亦可加当归以养血和血。

四、郁证案

郁证是由于情志不舒，气机郁滞所引起的一类病证。主要表现为心情抑郁，情绪不宁，胁肋胀痛，或易怒善哭，以及失眠等各种复杂症状。《医方论》所云"凡郁病必先气病，气得疏通，郁于何有？"可见情志波动，失其常度，则气机郁滞，气郁日久不愈，由气及血，变生多端，而引起多种症状。

新安医案中就有一案同时并见气郁、湿郁、痰郁、血郁四郁交结为患的情况，其中以气郁为先，而后湿、痰、血郁才能形成，如《冯塘医案》谓"肝木不舒，湿郁、痰郁、气郁、血郁四者互相为患"。因肝木不舒，失于条达，气机不畅，以致肝气郁结，而成气郁，这是郁病的主要病机。肝气郁结，不能为脾疏泄，所谓"木不达土"，可致脾失健运。脾之运化不及，水湿内停，形成湿郁；水湿内聚，凝而为痰，则成痰郁；气行则血行，气滞则血停，气郁久而形成血郁。对其治疗，医家认为当疏肝解郁为主，以"顺其性而畅达之"。

（一）肝气郁结化火案

季，六九。老年情志不适。郁则少火变壮火，知饥，脘中不爽，口舌糜腐，心脾营损。木火劫烁精华，肌肉日消。惟怡悦开爽，内起郁热可平。但执清火苦寒。非调情志内因郁热矣。

金石斛、连翘心、炒丹皮、霜桑叶、川贝、茯苓。接服养心脾之营，少佐苦降法。

人参、川连、炒丹皮、生白芍、小麦、茯神。（《临证指南医案》）

按语：本案患者乃因情志过极，心脾失养所致的郁病案。患者老年情志不适，可使肝失条达，气机不畅，以致肝气郁结而成气郁，郁久不治则化火损伤心脾。脾胃有热，善消谷食，故见易饥而觉脘中不适；若心阴亏虚，心火亢盛，则郁热上灼舌窍，故见口舌糜腐；火热之邪耗伤阴血，全身脏腑组织无以濡养滋润，又因脾胃受损，后天生化不足，肌肉无养，故见肌肉日消。本案治疗应在调畅气机、理气开郁的基础上，着重清肝泻火、养心安神。因此叶氏首当用金石斛、炒丹皮养胃生津，清热滋阴；连翘心清心火而散上焦之热；经霜桑叶、川贝清肝火，散郁结，共奏清肝泻火之效。继再以人参、茯神、生白芍补脾益气，养血敛阴，健脾安神；川连、小麦泻火养心除烦。情调气疏，郁热得解，心宁脾健，诸症痊愈。

（二）气血湿痰郁结案

左脉弦细，右脉沉滑。肝木不舒，湿郁、痰郁、气郁、血郁四者互相为患，以致突然昏厥、肢麻、经脉抽搐，呕吐酸水。每探吐则紫瘀随出，胸背胀闷，左手常热，纳谷胸闷不舒，食随呕出始松，均属脾胃内败，五郁见四，当顺其性而畅达之。仿逍遥散参入理气胜湿之品。（《冯塘医案》）

炒当归、生白芍、醋柴胡、茯苓、炙草、丹皮、黑山栀、法半夏、丹参、泽兰、冬瓜子、左牡蛎、石菖蒲。

按语： 本案系郁病，程氏以为本案五郁见四。肝木不舒，失于条达，气机不畅；以致肝气郁结，而成气郁，这是郁病的主要病机，肝气郁结，不能为脾疏泄，所谓"木不达土"，均可使脾失健运。脾之运化不及，水湿内停，形成湿郁；水湿内聚，凝而为痰，则成痰郁。此外，气行则血行，气滞则血停，气郁久而形成血郁。四郁交结为患，故诸症外现。本案当以疏肝解郁为主，正如《医方论》所云"凡郁病必先气病，气得疏通，郁于何有？"因此方以逍遥散为主，参以理气胜湿之品。

第六节　心系病案

一、惊悸、怔忡案

惊悸、怔忡是指病人心中动悸不安，甚则不能自主的一种自觉病证。一般多呈阵发性，每因情志波动或劳累而发作。惊悸多由外因引起，偶因惊恐，恼怒而发，证较浅暂；怔忡每由内因而成，外无所惊，自觉心中惕惕，稍劳即发，其证较重。二者在病因、病情及程度上虽有差异，但亦有密切关系，惊悸日久，可发展为怔忡。

新安医家认为惊悸、怔忡的形成。常与精神因素、心之阴阳气血不足、水饮瘀血等有关。病位主要涉及心肝胆三脏。惊悸之治，除镇心安神外，还当着重于补养。怔忡之治有虚实之别，实证若系由痰热引发，以清化痰热着手；因瘀血所致，当以活血化瘀为法。虚证据其心之阴阳气血偏虚程度，而施以益气养血，滋阴通阳安神。久病者，证情较为复杂，实中有虚，尤当详辨。

（一）胆热扰心案

一女，年十五。病心悸，常若有人捕之，欲避而无所也。其母抱之于怀，数婢护之于外，犹恐恐然不能安寐。医者以为病心，用安神丸、镇心丸、四物汤不效。居士诊之，脉皆细弱而缓，曰："此胆病也。"用温胆汤服之而安。（《石山医案》）

按语： 本案汪氏诊为胆病，胆为清净之府，属木，喜温和而主升发，失其常则木郁不达，胃气失和，"胃不和则卧不安"，脾不运湿，则湿聚成痰，痰热上扰，心神不安，则惊悸不宁，虚烦不眠。张秉成在《成方便读》中有言："胆为甲木，其象应春，今胆虚即不能遂其生长发陈之令，于是土得木而达者，因木郁而不达矣。土不达而痰涎易生，痰为百病之母，所虚之处，即受邪之处，故有惊悸之状。"

温胆汤是以二陈汤加竹茹、枳实和姜枣，方中以半夏为君，降逆和胃，燥湿化痰；竹茹为臣，清热化痰，除烦，枳实行气消痰；陈皮理气燥湿，茯苓健脾渗湿，湿去痰消。全方共奏理气化痰、清胆和胃之效。痰消神安，惊悸自除。案中有医者以心论治，用安神丸、镇心丸、四物汤不效，原因在于仅以镇惊安神为法，而痰未化，胆未清，胃未和，当然恐惧不除，心神难宁。所以本案的重点在于理气化痰、清胆和胃。

（二）肝阴不足案

宋某，女，73岁，1992年8月26日初诊。

心悸荡漾，时有恐惧感，夜寐不沉，且有耳鸣，舌红略紫，脉弦细。法当柔肝达木而安心神，目视眈眈，亦肝肾不充之证，一并及之。

当归身10g，干地黄18g，甘杞子15g，夜交藤30g，青龙齿20g（先煎），炙甘草6g，炒淮小麦30g，生白芍10g，北五味子6g，磁石30g（先煎），茯神12g，甜百合18g，钩藤12g，密蒙花4g，决明子15g。上药7剂，水煎服。（《中国现代百名中医临床家·王乐匋》）

按语： 本案患者从上海来肥探亲，此前已在上海数家医院诊治未效。《灵枢·邪客篇》曰："心者，五脏六腑之大主，精神之所舍也"，而"肝为将军之官""胆主决断"。本案患者常怀惊惧之心，或闻巨响，或突见异物，或一旦遇事，或独处一室均可致惊悸而不能自已，病涉心肝胆三脏。正如《济生方》指出："惊悸者，心虚胆怯之所致也。"先生治以柔肝达木而安心神，柔肝者夜交藤、生白芍、干地黄是也，实充养肝肾之意，以肝肾充则肝胆之气自然条顺；安心神者炙甘草、北五味子、青龙齿、磁石、茯神、炒淮小麦、甜百合是也。二、三诊均在上方基础上增减，患者共进20余剂，惊悸之状已得明显改善。惊悸一证与心悸虽同属一类，然论治却有不同，大凡惊悸者，以惊惧为主，心悸为次，且主要为精神情绪不稳定，七情失调所致，心电图检查一般无异常改变；心悸者则主要表现为心中悸动不适，一般不会出现惊惧症状，与七情变化关系不大，心电图检查常提示有病理改变。前者治疗常从肝胆着手，以柔肝、疏肝、安神为主，辅以精神安慰；后者治疗或则补心气而安心神，或则和心络而益心阴，一视症情而定。

二、不寐案

不寐，即一般所谓"失眠"，是指由于心神失养或不安而引起经常不能获得正常睡眠为特征的一类病证。其成因很多，如气郁化火，扰动心神；胃中不和，痰热内扰；思虑劳倦，内伤心脾；阴虚火旺，心肾不交；肾亏髓减，脑失所养；心气失守，心神不安等皆可导致。其病位虽在心，但发病与肝郁、胆怯、脾肾亏虚、胃失和降等有密切相关。原因虽多，总与心肝脾肾及阴血不足有关。

综观新安医家辨治失眠，从其立法和遣方用药来看，大致分为五种。一是重镇安神，药如青龙齿、牡蛎、灵磁石；二是养心平肝，药如酸枣仁、柏子仁、炙远志、茯神、夜交藤、钩藤、天麻、全蝎、玳瑁、珍珠母、石决明；三是益气养阴，药用人参、黄芪、白术、麦冬、白芍、炙龟板、野料豆；四是疏风清热养肝，药如桑叶、菊花、夏枯草、白蒺藜、臭梧桐；五是清泻心火，药如炒川连、莲子心、知母、黄柏、炒竹茹。新安医家之临症经验，足以启示后学。

（一）痰气入胆，邪干不宁案

工部郎中李公（讳养贤，蒲州人）庚戌秋，患不眠者两月余，诸医药用养心血、安补等药不效。因解粮往易州，便返回乡养疾，临发，吏部王公属逆予治，至见公人物修长，面色微青，性急多怒，诊左寸关脉弦滑，右寸关数滑，予曰："此由恼怒气逆，痰入於胆所致。"公闻喜曰："他医但言血虚，不宜用痰药，吾往无病时，常多痰，今数月不吐，益见其壅滞为害，公言甚当，若云入胆，则何以治？"曰："胆为清净之脉，少有邪干之，则不宁，公怒伤肝，痰因气上，肝胆为表里，肝方强盛时，痰不能入，本脏，反于其腑，则胆受病矣，南星者治痰药也，胆制者能引入胆也，重用以为君，橘红利膈，茯神、酸枣仁安神，用以为臣，多怒者宜伐肝、善怒者宜清火，用白芍、黄连、竹茹为佐使，少加生甘草，缓以和农艺师之之意，使灯心导火下行。"服十余剂，就寝熟睡，因欲邀予同往，予曰："公病已愈，焉用予行，为哉，但戒恼怒，多服化痰药则得之矣。"（《程原仲医案》）

按语：不眠是指经常不能获得正常睡眠为特征的一种病症。对此，《景岳全书》中较精辟的一段论述："不寐证虽病有不一，然惟知邪正二字则尽之矣。盖寐本乎阴，神其主也。神安则寐，神不安则不寐；其所以不安者，一由邪气之扰，一由营气之不足耳。有邪者多实，无邪者皆虚。"本案患者，程氏认为因痰入于胆所致。前医以血虚，用养心血，安补等药而不效。程氏接诊，见其人修长，面色微青，性急多怒，怒则伤肝，痰因气上，诊脉左寸关脉弦滑，右寸关数滑，脉色合参，断为痰入于胆所致，而非血虚。胆为清净之府，邪干而不宁。方中用胆制南星为君，清胆府之痰，并引药入经。橘红、茯神、酸枣仁为臣，化痰安神；佐以白芍、黄连、竹茹清热化痰，以生甘草缓以和之，灯芯导火下行，服后病愈。

（二）阴虚火旺，心肾不交案

左，连夕失寐，寐又遗泄，泄后不寐益甚，竟难交睫，骨热如炙如火，烦躁惊悸，五志之阳，上炎弗潜，中心如焚。阳主动，阴主静，阴静阳躁，静则神藏，躁则消亡。人身之阴阳，精神以体言，动静以用言也，以脏言而引伸之，则心者神之舍，为离为火为阳，肾者精之本，为坎为水为阴，阴中有阳，阳中有阴，阴阳互为其根，精气失守，神无所倚，坎中之阳虽欲上承，而离中之阴不肯下交，是即心肾失交也。谓之心肾失交也可，谓之坎离失济也可，谓之阴阳不相得、精神不相守也更无不可。《经》云乎：阴阳之要，阳密乃固，阴平阳秘，精神乃治，阴阳离决，精气乃绝。今症状若此，而左脉有代象，恐痰疾之蜂起，不可思议，余亦敬谢不敏矣。论治法，固精纳气安神，必重以镇之，介以潜之，甘以和之，酸以收之，偏寒偏热之剂，断不能治精神失交之病。

左牡蛎（煅，先煎）五钱，白龙骨（煅，先煎）三钱，龟板（漂净衣，炙，先煎）五钱，生鳖甲（先煎）四钱，石决明（先煎）四钱，灵磁石（制先煎）三钱，柏子仁（杵）三钱，酸枣仁（猪心血拌炒）三钱，远志肉（炙）一钱，预知子（杵）二钱，野茯神（朱砂三分拌）三钱，咸秋石三分，金樱膏（冲）三钱（《王仲奇医案》）。

按语：先生对本案不寐的病机做了精辟的论述"肾者精之本，为坎为水为阴，阴中有阳，阳中有阴，阴阳互为其根，精气失守，神无所倚，坎中之阳虽欲上承，而离中之阴不肯下交，是即心肾失交也。"水火不济，心肾不交是本案病机之所在。先生也对治疗提出了宜忌，"论治法，固精纳气安神，必重以镇之，介以潜之，甘以和之，酸以收之，偏寒偏热之剂，断不能治精神失交之病。"因其五志之阳，上炎弗潜，故镇潜中，如龟板、鳖甲之类又蕴有滋补肾阴以济元阳之功，有壮水之主以制阳光之义。

三、胸痹（饮证）案

饮证是指水液在体内运化输布失常，停留于某些部位的一类病症饮证的形成，有内外两方面的原因，故前人有外饮与内饮之说。外饮为寒湿浸渍或水饮所伤，使脾的运化功能被遏；内因则由于阳气不足，水液运化无力，二者皆能使水谷不得化为精微，输布全身，以致津液停积于某一部位，变生饮证。在发病的过程中，外因和内因往往互相影响。

新安医家辨治饮证一本《金匮要略》之旨，运用仲景之法，治分虚实。因饮证总属阳微阴盛，本虚标实之候，故治疗大法不外温通助阳与祛饮逐邪两端。标证突出，治以祛饮为主，兼顾正气；本证明显，则治当温补脾肾，通阳化饮。新安医家指出"阴蔽其阳，非离照当空，阴霾焉能退避"，及"轻剂宣通其阳"等观点和方法皆具有特色。

饮蔽胸阳案

盛，巨籁达路，8月1日。背属阳，胸中为清阳之府。胸中有饮，似属阴邪，阴蔽其阳，清阳失其展舒，营卫循行愆其常度，胸痛彻背，痛来形寒，寒罢痛止而热作，甚则呕吐，亦有汗出，颇如疟状，然肌肉渐瘦，舌前半截有斑驳但不光绛，脉濡稍弦。拟仲师法，通阳蠲饮，以和营卫。

全瓜蒌三钱，薤白二钱，法半夏钱半，川桂枝一钱，白芍（炒）钱半，甘草六分，煨姜一大片，小红枣两枚，饴糖（后入煎数沸）二钱。

二诊（8月5日）

胸痛彻背，形寒时间甚长，且有振栗之状，寒罢热来而痛止，得汗而热解。胸中有饮，饮属阴邪，阴蔽其阳，营卫循行失常，故发如疟状也。照述拟原意变通之。

全瓜蒌三钱，薤白二钱，法半夏钱半，蜀漆（炒炭）八分，甘草（炙黑）八分，川桂枝钱半，白芍（炒）二钱，茯苓四钱，左牡蛎（煅先煎）三钱，煨姜一大片，小红枣两枚，饴糖（后入，煎数沸）二钱。

三诊（8月8日）

背为阳，胸中为清阳之府，四肢为诸阳之末。胸中有饮，饮属阴邪，阴气盛，阳气少，胸痛彻背，形寒时间甚长，曾有振栗之状，寒罢热来而痛止，得汗而热解，今日痛特甚，四肢清厥，汗出濡衣，呕恶涎沫，面容青黑，脉濡而弦。阴蔽其阳，非离照当空，阴霾焉得退避？仍拟《金匮》法，以防胸痹痛厥。

制附片钱半，川桂枝钱半，法半夏三钱，淡干姜钱半，川椒红（炒去闭口）八分，旋复花（包）二钱，赤石脂（煅）三钱，生于术二钱，茯苓五钱。

四诊（8月10日）

四肢清厥较温，清阳有渐通之象，面青暗稍退，浊阴有欲退之机，惟痛仍未止，痛原不通之义，然以背部为甚，汗出湿衣，呕恶涎沫，仍属饮邪；但口舌觉苦，小溲深赤，以呕恶之故，胆汁亦欠清静矣；脉弦。守原意变通之，以冀痛止。

法半夏三钱，淡干姜一钱，茯苓五钱，北细辛四分，五灵脂（炒去砂石）钱半，娑罗子二钱，伽楠香（研细末冲）三分，獭肝（研冲）一钱。

五诊（8月13日）

痛已见瘥，口燥不渴，大便十来日未下，小溲短赤，寐梦甚多，口舌觉酸，饮食未能知味。酸即甘之化也，亦陈气之盛。拟原意损益。

法半夏钱半，淡干姜一钱，茯苓五钱，娑罗子三钱，五灵脂（炒去砂石）钱半，鲜橘叶三钱，鲜佩兰三钱，建兰叶三钱，獭肝（研冲）一钱，伽楠香（研细末冲）二分，半硫丸（吞）一钱。

六诊（8月16日）

痛已获弭，胃略知饥，亦稍知味，清阳有复辟之朕，胃气有醒豁之机，惟口舌酸味虽减未尽，口燥不渴。似拟原意损益。

生于术钱半，法半夏钱半，赖橘红一钱，茯苓四钱，金钗斛二钱，建兰叶三钱，生牡蛎（先煎）三钱，獭肝（研末吞）三分，伽楠香（研细末冲）一分，鲜佩兰三钱。（《王仲奇医案》）

按语：本案前后六诊，脉案完整。细细读来足见先生诊治之章法。患者胸痛彻背且痛来形寒，甚则呕吐脉濡稍弦，诊为胸中有饮，阴蔽其阳，清阳失其展舒，故治仿仲景瓜蒌薤白白酒汤之意。先生所谓"阴蔽其阳，非离照当空，阴霾焉能退避？"说明痰饮阴霾过重，阻蔽胸阳，治疗上除化痰祛饮之外，当主以温阳之剂，则一如红日当空而阴霾自退，故三诊时即在前方中加制附片而得显效，此即所谓"益火之源，以消阴翳"。凡治胸痹而阴寒过重者，温通心阳实为关键之举。

四、厥证案

厥证是由阴阳失调，气机逆乱所引起的，以突然昏倒，不省人事，或伴有四肢逆冷为主要表现的一种病症。气机逆乱有虚实之分，大凡气盛有余者，气逆上冲，血随气逆，或夹痰夹食，以至清窍暂闭，发生厥证；气虚不足者，清阳不升，气陷于下，血不上达，以至精明失养，也可发生厥证。新安医家辨治厥证分虚实，明病因。如暑厥多在夏季久暴烈日或高温之下发生；食厥多发于暴饮暴食之后；痰厥好发于嗜食甘肥，体丰湿盛之人；气厥、血厥实证，多形体壮实，而发作也多与精神刺激密切相关；气厥虚证，多平素体质虚弱，厥前有过度疲劳，饥饿受寒等诱因；血厥虚证，则与失血有关。厥证的治疗，发作时采取急救措施；苏醒后的处理，则以所辨气、血、痰、食、暑诸厥进行调治。

（一）食滞致厥案

己卯七月，松山汪君文衍大令郎，年二十余，下午收租谷后，觉腹胀倦怠，薄暮遂上床睡去。次早不起，至吃早膳时仍不起，呼之不应。又延至上午，仍不见起床。敲房门呼之，绝不应。只得掘开房门一看，僵卧在床，任呼叫不应，手足俱冷，牙关不开，与死人无异，忙以滚汤、姜汤灌救。稍苏，专人迎余。途适他出，忙迎岩镇医人。谓是虚，要用人参。余次早往视，诊其脉，寸口脉弦大，询知腹胀痛。告其家曰：此食厥也。脉虽虚，体虽素弱，然此时正被食伤，安可用补？余用山楂、麦芽、枳壳、厚朴、陈皮、半夏、木香、姜、桂。二剂，腹痛止，不复发厥。第三日，自乘轿来就视。宿食已除，再须补脾健胃。与白术、陈皮、半夏、砂仁、茯苓、神曲、炙甘草、当归、肉桂、加参五六分，调理二剂而痊愈。（《医验录》）

按语： 本案用药无甚奇特之处，而辨证是其特点。寸口脉弦大，而弦脉多由于气机不调，经脉拘束，气血收敛所致。弦大气虚是因伤食而虚，有腹胀痛，遂诊为食厥。用消食导滞之剂而厥止，宿食除，继以补脾健胃之剂调理而痊愈。药虽无奇，但效如桴鼓，故准确的辨证是临床疗效的关键所在。

（二）精亏气厥案

汪，二十九岁。厥起五年，脉形细促。乃肾、肝精血内怯，冬藏失降，脏阴不摄，致厥阴内风飞翔，冒昧精神。病在至阴，热气集于身半以上，皆是下元根蒂之浅。欲图其愈，必静居林壑，屏绝世务，一年寒暑，隧道阴阳交纽，不致离绝。（精神出，色入里，深谈。隧道阴阳交纽，内景如绘。此方乃补剂中之最灵动最精深入微者。盖隧道阴阳交纽，主一身督任而言，惟督任为阴阳脉之二海，天关地轴交纽，此身命根，二海一空，即有渐致离绝之势，五脏失有根蒂。补剂讲究，及此方为透入重关，非通套治病。）

龟腹板心、活灵磁石、山萸肉、辰砂、细川石斛、川牛膝、人中白、黄柏（凡介虫三百六十，龟为之长，色黑为北方坎卦水，阴能潜矫阳，味咸纯阴直入任脉阴海；磁石质重入肾制肝阳上冒；以辰砂镇心神交其水火；萸肉酸以入肝敛肝；牛膝佐入下焦；人中白咸，黄柏苦，以入阴，咸苦制上浮；川斛清阴火，坚筋骨。此方大旨）。

扁鹊见虢太子尸厥之病曰："上有绝阳之络，下有破阴之纽。"可见人身自有命蒂，根本交结，纽住阴阳，昼夜运行，循环无端，则五脏六腑为生人根本。而脏腑之外更有为脏腑根蒂者，此先天乾南坤北，后天南离北坎，皆于此为造化枢纽。品汇根柢，治病及此，何等深细微奥！昔年潘凤翔治何虎占痰病，诊曰"阴虚"，疏方大半宗此旨，果效）。（《徐批叶天士晚年方案真本》）

按语： 由于肝肾精血亏虚，阴不制阳，肝风内动，又元气素虚，气机不相顺接而发为厥证。治以滋补肝肾之阴，交通心肾阴阳。本案的点评对所用方药性味、功效、运用阐述得详细透彻，评价极高，此种情况在诸多医案中并不多见。另外点评旁征博引，引用扁鹊治虢太子厥病，潘凤翔治何虎占痰病，进一步指出了该案治法治方依据。

第七节　肢体经络病案

一、痿证案

痿证是指肢体筋脉弛缓，软弱无力，日久因不能随意运动而致肌肉萎缩的一种病症。

临床上以下肢痿弱，较为多见。其发病的外因以湿热或寒湿为主，而致耗伤津液或困阻筋脉；内因以正虚或久病致虚，或劳伤过度，气血阴津亏损。病变涉及肺、胃、肝、肾等脏。《临证指南医案》明确指出本病为"肝肾肺胃四经之病"，说明肝肾肺胃、气血津液的不足，是形成痿证的主要因素。

新安医家辨治痿证首先辨清虚实，凡湿热或寒湿浸淫者，多属实证，治用清利湿热或祛除寒湿；由脾胃虚弱，肝肾亏虚所致虚证，治疗多采用健脾益气或补益肝肾。如属实中有虚，虚中夹实之证，治疗又予兼顾。此外，遵《素问·痿论》"治痿独取阳明"之说，选方用药还应重视调理脾胃的治疗原则。

（一）气虚伤湿案

族誉六郡丞，莅任梧州，其地山多而湿，暑月病疟，土医攻劫而愈，不无伤气。病方愈，即丁艰回籍，道经梅岭，路发眩晕，有如中证。晕退即两足痿痹不能立，不能步矣。归来召诊，脉细濡微数，头微晕，足肿微痛，尚可伸缩，未致缓纵。但形盛气虚，多痰多火，表虚多汗，此气虚而伤湿热，谓之痛痿。群医主治不同，或用桂附，或用知柏，或专补肾。余曰："病居下体，着而不行，脉不浮弦，非风也。脉不紧而痛不甚，非寒也。今脉濡而细数，两足肿，此气虚伤湿。遵经治痿独取阳明，以人参、白术、半夏，补脾燥湿。"天麻、秦艽、续断，祛湿热而利关节。湿则寒人皮肉筋骨，归、芍滋血以舒筋，乃热因湿化，不用苦寒，恐其有伤胃阳，转致湿不能解补，以加减虎潜丸，滋补肾元以坚骨痿。如斯平补，半载有余，遂可步履矣。（《素圃医案》）

按语：痿证是由五志六淫、房劳食滞等导致五脏内虚、肢体失养而引起，其病虚多实少，热多寒少。主要病理机制有肺热津伤、湿热浸淫、脾胃虚弱，肝肾髓枯等四种，与肺、胃、肝、肾关系最为密切。本案因气虚伤湿致痿。遵《素问·痿论》"治痿独取阳明"之说，故以补益后天，调理脾胃为治疗原则。以补脾燥湿、祛湿热利关节为法，又用加减虎潜丸益肝肾、滋阴精、活血通络，脾肾双补。

（二）肝肾亏虚案

未交四九，天癸先绝，今年五十有二。初冬脊骨痛连腰胯，膝胫无力，动则气喘，立则伛偻，耳鸣头晕，上热下冷，呼吸必经脉闪痛，时有寒热，谷食日减，少味，溺短便艰枯涩。此奇经脉病，渐成痿痹废弃之痾。夫督脉行于身后；带脉横束于腰；维跷主一身之纲维。今气血索然，八脉失养。经谓：阳维为病，苦寒热，而诸脉隶肝肾阳明之间。故所患不专一所，交冬大地气藏，天气主降，为失藏失固，反现泄越之象。治病当法古人。如云：痛则不通，痛无补法，此论邪壅气血之谓。今以络脉失养，是用补方中宣通八脉为正。冬至、小寒，阳当生复，病势反加，调之得宜，天暖温煦，可冀痛止。然阳药若桂、附刚猛，风药若灵仙、狗脊之走窜，总皆劫夺耗散，（只在配合得宜。凡奇经为人身大脉，非力厚不能达之）用柔阳辛润通补方妥。

鹿茸、鹿角胶、淡苁蓉、当归、枸杞子、生杜仲、牛膝、蒺藜（炒）、鹿角霜，冲任督带皆照顾到矣！惟不及阳维，未是。盖案中寒热一证，亦斯病进退之关键也。（《评点叶案存真类编》）

按语： 本案病者未交四九，天癸先绝，初冬脊骨痛连腰胯，膝胻无力，动则气喘，立则伛偻，耳鸣，头晕，上热下冷，呼吸必经脉闪痛，谷食日减，少味，一派虚证之象。故该病证病机属气血阴阳亏虚，络脉失养，不荣则痛。治宜柔阳辛润通补，故选用鹿茸、鹿角胶、淡苁蓉补肾阳，益精血，杜仲、牛膝补益肝肾，强筋健骨。尤其指出药性刚猛之桂附，走窜之灵仙、狗脊由于劫散人体之阴，于此病皆应慎用之。

二、痹证案

痹证是由气血为病邪阻闭而引起的疾病。凡人体肌表经络遭受风寒湿邪侵袭后，使气血运行不畅引起筋骨、肌肉、关节等处的疼痛、酸楚、重着、麻木和关节肿大屈伸不利等症，统称为痹证。

新安医家对痹证的辨证归纳有素体虚弱，卫阳不固，感受风寒湿邪的风寒湿痹；风、寒、湿化热化燥的热痹；劳倦伤正、气血不足，奇脉虚寒、气血痹阻的痛痹及痹证日久不愈，由肌肤经络内入脏腑，络脉瘀阻的胸痹等。治疗风寒湿痹，不仅用常规的散寒祛风、胜湿通络之剂，且强调病久入络，加用虫类药通经活络以宣痹；或以蚕沙醋洗炒热外用祛风湿。治疗热痹，提出了痹证日久可从清热润燥、育阴息风而治的观点，并在临床实践中取得显著疗效。此外，新安医家还认为阳明者，五脏六腑之海主束筋骨而利机关，阳明不治，则气血不荣，十二经络无所禀受，相搏而痛。故对因虚而致的痛痹，忌用祛风、除湿、散寒之法，不致虚虚之误，而是以参、芪、术、草、当归等大补阳明气血。可见新安医家对痹证的辨治颇具特色。

（一）风寒湿痹案

令孙女才六岁，忽发寒热一日，过后腰背脊中命门穴间骨节肿一块，如大馒头之状，高三、四寸，自此不能平身而立，绝不能下地走动，如此者半年。人皆以为龟背痼疾，莫能措一法。即如幼科治龟背古方治之亦不效。予曰："此非龟背，盖龟背在上，今在下部。必初年乳母放在地上，坐早之过，此时筋骨未坚，坐久而背曲，因受风邪，初不觉，其渐入骨节间而生痰涎，致令骨节胀满而大。不急治之，必成痼疾。今起未久，可用万灵黑虎补天膏贴之，外再以晚蚕沙醋洗炒热，绢片包定于膏上，带热熨之，一夜熨一次。再以威灵仙为君，五加皮、乌药、红花、防风、独活，水煎服之。"一月而消其半，骨节柔软，不复肿硬，便能下地行走如初矣。人皆以为神奇。此后三个月，蓦不能行，问之足膝酸软，载身不起，故不能行。予知其病去而下元虚也，用杜仲、晚蚕沙、五加皮、薏苡仁、当归、人参、牛膝、独活、苍耳子、仙茅，水煎服二十剂，行动如故。（《孙文垣医案》）

按语： 其腰脊肿大变形，活动障碍，是为风寒湿痹。就其病因而言，《灵枢·刺节真邪》云："虚邪之中人也……博于皮肤之间，其气外发，腠理开，毫毛摇，气往来行，则为痒，留而不去，则痹。"治当祛风散寒，祛湿通络。孙氏认为其因风寒入骨节间而生痰涎，令骨节胀满而大。万灵黑虎补天膏为祛风散寒之剂，加蚕沙醋洗炒热外用祛风湿，又内服威灵仙、五加皮等祛风湿、通经络、止痹痛。《药品化义》言威灵仙："灵仙，性猛急，善走而不守，宣通十二经脉。主治风、湿、痰阻滞经络中，致成痛风走注，骨节疼痛，或肿，或麻木。"如此内服外用，痹证尽除。三月后又因下元虚而不能行，又服补肝肾、益气血、通经络之剂，遂行动如初。

（二）热痹案

汪大使镜符先生如夫人，先年曾患足痹，自用风药获效。今春复发，再用前法不应，而足之冷痛渐次增剧，转加温剂，佐雷火针熨之，遂致手节均肿而痛，渐加腹痛呕吐，昼夜号呼，两月无宁。延余诊视，面黄少泽，脉象沉数而涩，便溏，蒸热，少食辄吐，两手拘挛难伸，全是湿热伤阴化燥，再加热药劫液升阳，内风窃动，足经波及手经，又由经而入腑，胃为热湿蒸迫，均面黄少华，腹痛、少谷、吐泻由作也。

北沙参、苡仁、麦冬、木通姜汁炒、蒌皮、薤白、芥子、知母、滑石、梨汁、芦根。

一服吐泻腹痛均止，痹痛已较减，连服三剂，诸恙渐安，但发热、口干、少食，阴液未能骤复，改用育阴息风法。

北沙参、龟板、玉竹、鲜斛、苡仁、麦冬、鳖甲、桑叶、芦根、蔗浆、梨汁。

数进诸恙均愈，惟手微肿，屈伸未能自如，津液未复，再以龟胶易龟板，生地易玉竹，方得霍然。汪公素精岐黄，问难于余曰："古称风寒湿三气杂合而为痹，昔年用风药得效，今则不应，而冷痛不除，反增种种寒象之候，先生投剂全与病势相反，服之其应如响，其故何耶？"要求指示。余应曰："风寒湿三气为痹，是指病初而言，先用风药偶效耳。彼时若能知其津液被耗，继进育阴庶免今番之复发，既未能善后于前，今又误以前法劫液，况再加之火烁于外，几微之液将欲告竭，因与病情乖背，而仍冀其获效不亦难乎？此时不但风寒湿三气均已化热，热又化燥，燥又化风，已与前之三气霄址之隔矣。客气固已不同，内病之阴液耗极，客邪深陷，由经达腑，不亦危乎！余之治法，不外清热润燥、育阴息风，故能应如桴鼓。"汪曰："弟从来未阅如此治法。何今时与古法相去之远若此？"曰："气运之更变固当临时体酌，而大运之消息尤宜洞晓。时适下元，燥运主事，亦一年之秋令燥盛之际更进一层，以运会论之，又在大运未末将申矣，自此以下燥病日多矣。此皆古人之未发，业医者不可不急讲也。"汪曰唯唯。余乃辞归，越数日，复来延请，乃至署，备述从前大便极难，旬日方一更衣，多方滋润，仍甚难苦，始得燥屎数枚。每至夏秋之时，必自季胁先痛，渐走入腹，腹痛时脐内如有物扯牵缩入，苦不堪言，日夜呻吟，昔时多以行气攻导诸法施治，须经屡剂，终无一效，往往停药调养，阅数十日方得渐愈。而大便之结，数十年来从无畅快之日，其脉象沉遏而涩。余告曰："此亦燥症也，却有暑湿客邪酿患，故此三气必至夏秋方炽而病发。古法以收引拘痛均列寒症门中，非也，盖物因干燥始能收缩变小。季胁之痛，由太阳湿热不化，故小便不利，况其肺燥不与膀胱通气化，而转输大肠之机亦废。总之肺金燥极，清肃失司，不能布水精于下也。譬如天时久亢，燥气弥漫，欲其甘雨时降不亦难乎。因制甘露饮意，先通膀胱之经腑。"

北沙参、杏仁、蒌皮、薤白、桂枝、猪苓、木通、知母、滑石、芦根、梨汁。

一服季胁之痛如失，腹之收引亦止，再加芥子、归尾，去猪苓，是夜痛愈而起床矣。再除滑石、木通，加生地汁、蔗浆，大便滑利，从此每日必大便一次，数十年之恙，一旦更易而痊。汪曰今日方悟，今时燥病之多，诚不谬也。（《婺源余先生医案》）

按语：痹证是由于风、寒、湿、热等外邪侵袭人体，闭阻经络，气血运行不畅所导致，故祛风、散寒、除湿、清热是痹证的常见治法。从病因病机的角度而言，风、寒、湿均可化热，热又可化燥。从治疗的角度来说，上述的祛风、散寒、燥湿、清热等药物均可耗伤人体阴液。故本案提出了痹证日久可从清热润燥、育阴息风而治的重要理论，并在临床实践中取得显著疗效。另外，本案尚指出燥邪有收引拘痛之性，此性质非寒邪所特有，该论点对研究燥邪的性质及致病特征颇有价值。

第八节　其他案

由于新安医家在临床辨治的内科病种较杂，本节所辑选的一些医案均属不便归类的个案。限于篇幅，本节辑选了奔豚、幻听2案。

一、阳虚气逆奔豚案

壬戌年秋月，余在休邑。一男子忘其姓氏来就诊于予。云一奇症，将一年矣。通敝县医人，皆不知为何病，特请教高明。予为诊之，两关尺脉俱沉弦。予谓此不过下焦阴寒病耳，有何奇处。答曰："自某月起，每夜约交二更时，即有一股气，从小肚下起，冲至脐下边，后渐至胸前。久之渐抵住喉之下，腹内如有物跳动。此气一起，即不能睡，夜必坐至五更，方平息下去。扪之又无形，日间又如常，夜间则苦甚不能眠。敝县诸先生俱医过，皆不知为何病，只有著名某先生云是肝火。用柴胡、黄芩、山栀，服下更不安。"余笑曰："倒是不知病名，还不妄用药。知是肝火，则恣用清凉，其害反甚矣。"旁有他客，咸急欲问病名。余戏语曰："病极小，要好亦极易，只是病名却不轻易说。"众客愈坚问。余笑曰："此奔豚症耳。（汪西美曰：此吾儒格物致知之理也。）每至二更而起者，二更乃亥时，亥属猪，豚即猪也。故至其时则阴起感动，五更阳气回则阴气潜伏而下，豚本至阴性柔，有时而奔，其性更烈。此气伏于肾脏至阴之中毫无形影，突然上冲不可驾御。如豚之疾奔，故以为名。盖阴气上逆也，当以纯阳之药御之。"为定方：用肉桂一钱为君，余则葫芦巴、茯苓、泽泻、熟地、丹皮、山萸、附子。是夜服一剂，其气只冲至脐边即止。仍加重肉桂，服数剂而痊愈。（《医验录（初集）》）

按语：本案患者临床表现为每夜至二更，腹内如有物跳动，少腹气冲胸咽，烦闷难眠，前医诊为肝火，用柴胡、黄芩、山栀未效。吴氏结合两关尺脉俱沉弦，诊为奔豚症。奔豚一症始见于《金匮要略》，在《诸病源候论》亦有言："奔豚者，气上下游走，如豚之奔，故曰奔豚。"奔豚症的病机是心阳虚，肾气逆，下焦阴寒之气上逆凌心所致。"阴气上逆也，当以纯阳之药御之"，故重用肉桂为君温通心阳，配附子、葫芦巴、熟地、山萸、茯苓、泽泻、丹皮温补肾气，平冲降逆。药服一剂，上冲至胸咽之气即降至少腹，后又加重肉桂用量，数剂而愈。

二、心火上扰幻听奇症案

程汝宸翁来寓求诊，诊毕告予曰："某一切如常，近得一奇症，身旁如有人说话大声疾呼，日夜不睡，辄睡醒亦然，所言无他怪异，皆某心中之事也，阅两月，巫医无功，不识何病。"予曰："此离魂之类也，经云'心者君主之官，神明出焉；肝者将军之官，谋虑出焉'，又云'两精相搏谓之神，随神而出入者谓之魂'，且耳为肾窍而通于心君必得之营谋不遂用心过度，其日夜耳旁之言非有邪祟依附，乃吾身之神魂不藏而游行变幻之所为也。"曰："然则治之奈何？"予曰："是在葆育神魂，交济坎离且藉灵物血肉之，嘱以镇摄之，庶几如游子思归久之神魂，复安其宅而不觅也。"乃制方与之人参、茯神、枣仁、当归、熟地、龟板、鹿角胶、龙齿、紫石英、小草、五味子、朱砂十剂而音遂寂。(《赤崖医案》)

按语：此案与"精神分裂症"之幻听有相似之处。病者"身旁如有人说话大声疾呼"一症，汪氏认为"乃吾身之神魂不藏而游行变幻之所为也"。病位在肾、心、肝。肾主水开窍于耳，心藏魂五行属火，若心火亢盛，肾水不足，水火失济，必致心火上扰，耳窍失养，而成"离魂之类也"。故用人参、茯神、枣仁、当归益气养血安神，熟地、龟板、鹿角胶、龙齿、紫石英、小草、五味子、硃砂滋阴重镇安神，水火相济，十剂而音遂寂。

思考题

1. 请结合《医验录（初集）》吴楚治疗咳嗽失声一案，谈谈对吴氏指出："医家凡遇咳喘，必用麦冬、贝母以重寒其肺，否则桑皮、白前、苏子以重泻其气，甚至黄芩、花粉使之雪上加霜，而病无瘳时矣"的认识。

2. 《广陵医案》哮喘一案是如何体现标本同治，攻补兼施的？

3. 你对《王仲奇医案》诊治"胸痛彻背且痛来形寒，甚则呕吐脉濡稍弦"时，王氏指出"阴蔽其阳，非离照当空，阴霾焉能退避""当轻剂宣通其阳"有何认识？

4. 请结合《临证指南医案》瘀积胃痛一案，以叶天士"久病入络"的观点，举出瘀血胃痛的辨证依据是什么？叶氏用药有何特色？

5. 《管见医案》记载陈鸿猷治呃逆：一案用肉桂，一剂而愈；另一案用补中益气汤加五味子，也是一剂而愈，请比较两案诊治有何特色？

第四章　妇科医案选读

本章辑选了新安名医医案中辨治妇女经、带、胎、产及妇科杂病的案例。医案完整、典型，具有代表性，反映明代至现代新安医家妇科的临床经验，体现出新安妇科学的特色。诸如：汪石山治疗子宫有热，血海不固的不孕症，以丹溪大补阴丸，加山茱萸、白龙骨止涩之药治其内，外用乱发灰、白矾灰、黄连、五倍子为末，用指点水染入阴户，内外兼治而孕的方法；洪桂辨治先后天皆亏的闭经，以为草木之药恐难胜任，故于方药中加入血肉有情之品以填精髓，振脾胃而收效的经验；《舟山医案》提倡妊娠期间用药，当治病与安胎并举，且要以处处顾护脾胃为先的治疗思想；程原仲治疗胎痫，在前医都认为治痫和安胎不能并举的情况下，凭借诊脉滑数，重按无力，确定了以安胎为主的治疗思路，巧妙运用黄连阿胶汤治愈患者的案例；《管见医案》记载前医以清凉误治新产发热以致元气大虚，浮阳越于外，治疗上用十全大补汤加附子温补气血而转危为安的案例；王任之治疗月经不调多从奇经论治，镇摄和通调并用之经验等；既有对经典理论的深刻阐发，也有自己的独特临床经验，令业医者深受启迪。

第一节　月经病案

月经病是妇科常见病，是以月经的期、量、色、质异常，或伴随月经周期所出现的症状为特征的一类疾病。月经病的发生，主要是机体正气不足，感受外邪所致。如外感六淫、内伤七情、饮食不节、劳逸失常、多产房劳、跌仆损伤等。

新安医家临床重视月经病的诊治，对月经不调、闭经、痛经、崩漏、倒经等辨治颇有特色。治疗原则重在调经以治本。若先因病而后经不调者，先以治病，病去则经自调；若因经不调而后生病者，先调经，经调则病自除。此外，还根据急则治标，缓则治本的原则，分清轻、重、缓、急。如经痛剧烈，以止痛为主；血崩暴下，急以止血为先。治法则有固肾、扶脾、理气之不同。

一、月经不调案

月经先后不定期血热津伤案

一妇瘦小，年二十余，经水紫色，或前或后，临行腹痛，恶寒喜热，或时感寒，腹亦作痛，脉皆细濡近滑，两尺重按略洪而滑，予曰：血热也。或谓恶寒如此，何谓为热？曰：此热极似寒也。遂用黄连酒煮四两，香附、归身尾各二两，五灵脂一两，为末粥丸，空腹吞之，病退。（《石山医案》）

按语：脉细濡近滑，两尺亦于重按略洪而滑，又不兼数，一般很难认为是有大热，医家凭脉象的蛛丝马迹断然判为热极似寒。思其病理，应是血热津伤，津亏血瘀，故月经不调，经水紫色，因热极似寒而恶寒喜热。方用酒煮黄连泄热，香附行气调经，归身、五灵脂活血行瘀。服后热清瘀去，经行按时，自无腹痛之苦，效如桴鼓。

二、闭经案

肾阴亏损，气血不足案：齐门外三十，眷，上年产蓐无乳，已见血虚之象。延半年后，经水不来，少腹瘕气有形。病人自述背脊常冷，心腹中热。视面黄色夺，问食少不美。夫督脉为阳脉之海，由腰而起，齐颈而还。下元无力，阳虚背寒。任脉为阴海之冲，虚攻入络为瘕。考《内经图翼》，病机宛然在目。（先生熟读景岳书，决不肯作发挥）此产损蓐劳，非是小恙。无如医不读书，见寒热经闭而妄治，淹缠日久，速其笃已。

人参、鹿角胶霜、粗桂枝、当归、小茴炒、枸杞子、沙蒺藜、白薇。（《评点叶案存真类编》）

按语：经闭常从活血化瘀通经论治，而本案病者上年产蓐无乳，已见血虚之象，延半年后，经水不来，自述背脊常冷，视之面黄色夺，问之食少不美，属气血不足，肾阳亏损。当治以温补肾阳，益气养血，属反治法的塞因塞用。方选用甘温之人参大补元气，咸温之鹿角胶霜入血软坚，通行散邪，入肾补肝，辛甘温之桂枝温经通脉，当归补血和血，调经止痛，甘平之枸杞子、沙蒺藜滋补肝肾。另加苦咸寒之白薇除热益阴，安中益气。

三、痛经案

阳虚寒凝案

一妇年二十一岁，六月经行，腹痛如刮，难忍求死。脉得细软而驶，尺则沉弱而近驶。予曰："细软属湿，数则为热，尺沉属郁，此湿热郁滞也。"以酒煮黄连半斤，炒香附六两，五灵脂半炒半生三两，归身尾二两，为末，粥丸，空心汤下三四钱，服至五六料。越九年，得一子。又越四年，经行两月不断，腹中微痛，又服前丸而愈。续后经行六七日，经止则流清水，腹中微痛，又服前丸，而痛亦止。又经住只有七八日，若至行时，或大行五六日。续则适来适断，或微红，或淡红。红后尝流清水，小腹大痛，渐连遍身胸背腰腿骨里皆痛，自巳至酉乃止。痛则遍身冷，热汗大出，汗止痛减，尚能饮食。自始痛至今历十五年，前药屡服屡效，今罔效者，何也？予在休宁率口，其母伴女荷轿，至彼就医。脉皆洪滑无力，幸其尚有精神。予曰："此非旧日比矣，旧乃郁热，今则虚寒，东垣曰'始为热中，终为寒中'是也。经曰：脉至而从，按之不鼓，乃阴盛格阳，当作寒治。且始病时而形敛小，今则形肥大矣。医书曰：瘦人血热，肥人气虚，岂可同一治耶？所可虑者，汗大泄而脉不为汗衰，血大崩而脉不为血减耳。其痛日重夜轻，知由阳虚不能健运，故亦凝滞而作痛。以症参脉，宜用助阳。若得脉减痛轻，方为佳兆。"遂投参芪归术大剂，加桂、附一帖。来早再诊，脉皆稍宁。随即回宅，服至二三十帖，时当二月。至五月，予适往城，视之，病且愈矣。盖病有始终寒热之异，药有前后用舍不同，形有少壮肥瘦不等，岂可以一方而通治哉？后闻乳有隐核数枚，彼时失告于予，访之外科，归罪于多服参、芪而然。殊不知肥人气虚多滞，若能久服前药，不惟乳无隐核，纵有亦当消矣。多因病退却药，血气未充，故气滞血凝而成此核，经曰"壮者气行则愈"是矣。予以书喻柢，恐一齐传众楚咻，莫能回其惑也。（《石山医案》）

按语：本案痛经前后历越十五年。二十一岁时，初始腹痛如刮，难忍求死。脉得细软而驶，尺则沉弱，诊为湿热郁滞，治用黄连、香附、五灵脂、归身尾清热理气活血而愈。十数年后，经行小腹大痛，渐连遍身胸背腰腿骨里皆痛，痛则遍身冷，热汗大出，其痛日重夜轻，汪氏知由阳虚不能健运，故亦凝滞而作痛，以症参脉，脉皆洪滑无力，按之不鼓，乃阴盛格阳，当作寒治，遂投参芪归术，加桂、附以助阳，服至二三十帖，病且愈矣。可见汪氏临证谨守病机，治疗得法。正如他自己所说："盖病有始终寒热之异，药有前后用舍不同，形有少壮肥瘦不等，岂可以一方而通治哉？"。

四、崩漏案

血虚气郁案

光禄黄公（讳正寿，休宁人）令宠，年近五旬，无子多郁，忽经血下行，如注不止，而纯黄色，咳嗽胸胀，耳鸣不闻人声，眩晕不止，危笃之极。医有用参芪补者，其咳嗽更甚。予诊脉，浮取不甚见，重按虽伏稍有力，予谓可治，第计用药之难，无如此证者，宽胸则血下行，涩经则胸愈胀，补之则增咳，必得行中有补，补中有行之药，方能治也。因思丹参有安生胎下死胎、祛瘀血生新血之功，用以为君，又思得宽胀行气之药为佐，木香砂仁虽能行气，恐增咳嗽，惟香附行气，古人亦有用治郁嗽者，用以为佐，再用健脾利水之药，不犯行经者为臣，茯苓、陈皮平淡，因用之四味合服，服后腹响膈开，再剂血止胀消而愈。（《程原仲医案》）

按语：经行不止，即经水不止，妇科病证名，见于《竹林寺女科秘方》。程氏认为本案为血虚气郁经行不止，属虚实夹杂之证，辨证的关键在脉重按虽伏稍有力，伴咳嗽，胸胀，且因无子多郁。前医用参芪治之，温补太过，阻滞气机，咳嗽加重。而程氏诊其脉，重按稍有力，判断其仍存正气，为可治，综合考虑病情后，选用丹参、香附、茯苓、陈皮四味，以达宽胸、涩经、止咳之效。总体看，丹参、茯苓偏于补，香附、陈皮偏于行，可谓行中有补，补中有行。丹参为君药，取其活血调经祛瘀之功，《日华子本草》中载其可"破宿血，补新生血；安生胎，落死胎；止血崩带下，调妇人经脉不匀，血郁心烦……"茯苓、陈皮性平淡，有健脾利水之功，为臣，考虑木香、砂仁有辛温之性，有碍气机，佐药选用有"气病之总司，女科之主帅"之称的香附。四药合服，不久病愈。

五、倒经案

肝失疏泄倒经咳血案：张某十七岁。天癸不至，咳嗽失血，乃倒经重症。先以顺气导血。

降香末、郁金、钩藤、丹皮、苏子、炒山楂、黑山栀（《临证指南医案》）。

按语：肾为天癸之源，肾气既盛，天癸蓄极泌至，月事以时下。然本案十七而天癸不至，非精亏肾虚不化，系肝疏泄失常，升发太过，血不下行，所致倒经重症。肝升太过又致肺气不降，故伴咳嗽。治以疏肝降气，活血止血。叶氏用降香末止血、丹皮、炒山楂、黑山栀清热凉血，活血止血，苏子、郁金、钩藤疏肝行气、降气止咳。

六、月经前后诸证案

（一）口舌溃疡案

丁某，女，成年，1981年10月17日。月经周期正常，今年在来经前一周左右自觉发热，眼睛和鼻窍冒火，有时涕中带血，口腔、舌头有溃疡，齿牙浮动，而双足发凉，如是症状待经行5日后始解，经行一般三日左右，色尚艳，若热甚时则经色紫，脉濡弦。浮游之火上升，治以清降。

生地黄15g，炒怀牛膝10g，炒粉丹皮6g，焦栀子6g，潞党参10g，炒川黄柏4.5g，砂仁5g，甘草3g，制香附10g，丹参10g，炙乌贼骨10g，鸡冠花6g，炒茜草根6g（《中国百年百名中医临床家·王任之》）。

按语： 本案患者经前一周左右出现口腔、舌头有溃疡，齿牙浮动，而双足发凉等症状，为血海空虚，虚火上炎所致，故方用三才封髓丹加减化裁。三才封髓丹为治口疮之主方，出自《卫生宝鉴》，原方由天门冬、熟地黄、人参、黄柏、砂仁、炙甘草组成，功在补肾泻火，健脾开胃。王氏去该方天门冬、以生地、党参易熟地、人参，选用炒黄柏、砂仁、甘草共五味以清泄虚火，养阴护胃；并加入清降之丹皮、栀子、牛膝，甘凉之鸡冠花，既清热利湿，又收敛止血，丹参、茜草根活血凉血止血，后六味则为清降调经而设，此外，还加入微温之乌贼骨，以防清降之碍胃。本案虽仅一诊，但制方严谨，可供临床借鉴。

（二）心脾不足肺经有痰案

一张氏妇，年才二十一，其夫延余诊之。左寸关短弱，尺滑，右寸亦滑，关濡弱，尺沉微。诊毕问予曰："脉何如？"予曰："心神脾志皆大不足，肺经有痰。"夫曰："不然，乃有身也。"予曰："左寸短弱如此，安得有孕？"夫曰："已七十日矣。"予俯思久之，问渠曰："曾经孕育否？"夫曰："已经二次，今乃三也。"予问："二产皆足月否？男耶女也？"夫曰："实不敢讳，始产仅九个月，手足面目完全，而水火不分，脔肉一片，生下亦无啼声，抱起已身冷矣。细检之，乃知其无水火也。次亦九个月，产下又无啼声，看时口中无舌。二胎之异，不知何故？闻先生能细心察人之病，特祈审之。"予方悟前二胎之不完者，由心脾二经不足所致也。今左寸右关之脉可见矣，乃为筹思一方，专以补心血为主，令其多服，以百帖为率。酸枣仁、远志、茯神各一钱，白术二钱，白芍药、当归、枸杞子各一钱五分，甘草五分，生地黄八分，艾絮二分，龙眼肉五枚，水煎服。足月而产一子。次年又有身，不以前事为意，至九个月，产下形体俱具，外有脂膜一片包其面，耳目口鼻不见，但不能去此脂膜，产下即殁。因思上年之子，为药之力也。因予久不至苕，其家以予方粘于壁间，一觉有身，即照方服之。后生二子一女。里中以此方补天手云。（《孙文垣医案》）

按语： 右寸滑，为肺经有痰；左寸短弱，右关濡弱，心脾二经不足也。孙氏以补心血治本病，并嘱多服，选方有归脾汤之意，益气补血，健脾养心，又以白芍药、生地黄、当归主补血，气血旺盛而无堕胎之患，气血通和而无难产之忧，心脾气血充，冲任足，故有子。

第二节　带下病案

带下病是以白带量多，或色、质、气味发生异常者称之。导致带下病的主要原因不外脾虚肝郁，湿热下注，或肾气不足，下元亏损所致。亦有因感受湿毒而引起。临床以白带、黄带、赤白带为多见。

新安医家认为带下病的病机与脾密切关系，脾失健运，是产生带下病的内在原因，故治疗多以健脾、升阳、除湿为主，并结合临床见证，伍以补益心肾、疏肝解郁、收敛固涩等法。

一、心肾不足，中焦有湿案

诰封吴太夫人者，车驾涌澜公母也。年余六十，久患白带，历治不效，变为白崩，逆予治之。诊得右寸滑，左寸短弱，两关濡，两尺皆软弱。予曰："据脉，心肾俱不足，而中焦有湿。《脉经》云：崩中日久为白带，漏下多时骨木枯。今白物下多，气血日败，法当燥脾，兼补心肾。以既济丹补其心肾，以断下丸燥中之湿，则万全矣。"服果不终剂而愈。

既济丹方：鹿角霜、当归、白茯苓各二两，石菖蒲、远志各一两五钱，龙骨、白石脂各一两，益智仁五钱，干山药打糊为丸，梧桐子大，空心白汤下七八十丸。

断下丸方：头二蚕沙炒二两，蔓荆子炒二两，海螵蛸磨去黑甲，椿根白皮各一两，面糊为丸，下午白汤送下六十丸。（《孙文垣医案》）

按语：妇人带下与脾的运化、肾的封藏、任带二脉的约束有至为密切的关系。《傅青主女科》云："夫带下俱是湿症。"而以"带名者，因带脉不能约束，而有此病，故以名之。"据本案脉象可知其心肾不足，中焦有湿，病脉相符。治以补心肾，健脾燥湿之剂。既济丹补心肾，断下丸祛中焦之湿，其中蔓荆子在《草木便方》有："性苦辛温，功效止带浊，疗风痹"，海螵蛸除湿收敛固精止带，制酸定痛，《本经》云："海螵蛸主女子漏下赤白经汁。"脾能运湿，则分消水气，白带自除。椿根白皮收敛固涩，蚕沙健脾渗湿。

二、肝脾亏虚，湿浊下注案

金。脾亏肝虚，常流白带，愈流愈弱，常流不愈也。

炙西党三钱，土炒于术一两，制茅术三钱，炒山药一两，炙柴胡六分，黑荆芥穗五分，酒炒白芍五钱，广皮五分，生草一钱，酒炒车前三钱。（《舟山医案》）

按语：本案因肝脾不和，脾亏肝虚，带脉失约，湿浊下注所致。《傅青主女科》说："带下俱为湿证，脾气之虚，肝气之郁，湿气之侵，热气之遗，安得不成带下之病哉？"唐氏在治疗中亦采用了傅青主之名方完带汤，云"治法宜大补脾胃之气，稍佐以舒肝之品，使风木不闭塞于地中，则地气自升腾于天上，脾气健而湿气消，自无白带之患矣。"方中以党参补中益气健脾；于术、茅术、山药化湿祛浊；柴胡、芥穗之辛散，得白术则升发健脾，得白芍则疏肝解郁，车前利湿清热，令湿浊从小便而利。诸药相伍，寓补于散，寄消于升，清阳得升，湿浊得化，带下自止。

第三节 妊娠病案

妊娠期间，由于生理上的特殊改变，因而容易导致一些与妊娠有关的疾病。本节辑选的妊娠病有恶阻、妊娠胎痫、子悬、妊娠外感风寒、病暑误治堕胎等案。妊娠病的发病有其特殊性，主要是由于受孕后，阴血聚于冲任以养胎，因而多使阴血偏虚。且胞脉系于肾，若先天肾气不足或为房室所伤，易致胎元不固；也有因脾胃虚弱，生化之源不足而影响胎元者；其次是胎儿的逐渐长大，影响气机之升降，形成气滞、气逆、痰郁等病理改变。如妊娠恶阻多因脾胃素虚，冲气上逆，胃失和降而致；子悬乃起于受惊，致气逆痰随，胎气上逼而致；病暑误治堕胎，即因孕妇本已阴血虚耗，复感热邪伤阴，又遇前医发汗误治，致胎元不固而堕胎。

新安医家临床非常重视妊娠病的治疗，大多以治病与安胎并举为之。安胎之法，以补肾培脾为主。补肾为固胎之本，培脾乃益血之源，本固血充，则胎可安。一般而言，妊娠用药，应慎用或禁用辛散耗气、峻下滑利、破血化瘀等品，但新安医家不拘泥于此，在病情需要时，仍适当选用之，如陈氏《管见医案》提出"大忌表散药，犯之多至陨胎，母亦难保，惟葱白皆能治之，且于胎无害"的见解；程原仲拟治痫和安胎并举的胎痫治疗思路，均很有特色。

一、恶阻案

王，居经三月，间则善呕，寒烧头晕，胸腹作胀，足有浮气。治以和中化逆。

藿梗一钱二分，苏梗一钱，制川朴八分，广皮八分，茯苓一钱五分，鲜石斛二钱，酒炒川连三分，酒炒芩一钱，姜汁炒淡竹茹五分，酒炒白芍一钱五分，制香附一钱五分，砂仁五分。

又，寒烧头晕，善呕，均减。惟胸腹作胀，足有浮气。再从五皮饮加味。

洗伏毛一钱五分，制川朴一钱，广皮一钱，赤茯苓、皮各四钱，炒当归二钱，小青皮一钱，炒枳壳一钱，砂仁一钱，广木香四分，泽泻一钱，老姜皮五分。（《舟山医案》）

按语： 本案乃中焦脾胃虚弱所致。妊娠之后，经血不泻，冲脉之气较盛，冲脉隶于阳明，脾胃素虚，冲气上逆，胃失和降，而善呕恶。同时，脾虚转输失职，无力运化，水湿停留，溢于肌肤而见浮肿，且脾胃虚弱，运化失职，亦致胸腹作胀。唐氏辨治有先后之分，首当和中降逆，盖脾胃健运则诸症可消，故方以健脾化湿和胃，降逆。服药后惟有胸腹作胀，足有浮气，复从五皮饮加味，健脾理气，温中行水。综观唐氏用药，妊娠期间，当治病与安胎并举。且处处以顾护脾胃为先，因脾胃为气血生化之源。

二、胎痢案

符乡归公夫人，体素羸弱，频用参术。怀孕七月患痢，腰疼腹痛，病在急危。诸医咸谓安胎，则痢愈重，治痢，则胎难全，袖手无策，最后延予至。诊脉数滑，重按无力，思必得固胎之药为主，又非参术所宜，仲景有黄连阿胶汤，阿胶能治脓血之痢，且止腰痛，而固胎莫善于此，遂用以为君，同黄连芍药甘草为佐，少加枳壳二三分以宽其后重，服一剂痛痢俱减。次日去枳壳再服二三剂，痢愈。再进补养药，后三月举子。随阅《本草纲

目》，有云：阿胶一味酒化，大能愈孕娠之痢。可见古人用心，令人所患在不博耳。此二政之方，后传用皆效。（《程原仲医案》）

按语：妇女妊娠期间，大便次数增多，腹痛，里急后重，痢下赤白粘冻者，称为"胎痢"，又名子痢，孕痢。《叶氏女科证治》卷二："妊娠下痢，名曰子痢。"前医都认为治痢和安胎不能并举，而程氏诊脉滑数，重按无力，确定了以安胎为主的治疗思路，巧妙运用黄连阿胶汤，治愈患者。阿胶除有补血、滋阴、润肺、止血功效外，在《本草纲目》中记载可疗吐血、衄血、血淋、尿血，肠风，下痢，女人血痛、血枯、经水不调，无子，崩中，带下，胎前产后诸疾及男女一切风病，骨节疼痛，水气浮肿，虚劳咳嗽喘急，肺痿唾脓血，及痈疽肿毒。本案阿胶功效得到充分利用。《张氏医通》曰：孕痢有三禁：一禁荡涤肠胃，使胎气下坠；二禁渗利膀胱，使阴液脱亡；三禁兜濇滞气，使后重转加。故治先调气，开通壅滞则后重除矣。加枳壳即为此理。如此数剂，痢愈，后三月举子。

三、子悬案

朱眷内眷，孕已八月，因送殡受惊，胸膈胀闷，呕逆不入食。城中时师，认为外感，为之发散，呕恶愈剧。举家恐胎有动，延予诊视。两寸脉皆洪滑，两尺弱，此亢上不下之候，胸膈胀者，盖由子悬而然，此一剂可瘳也。夫曰："胎妇难任峻剂，觑其呕恶之状，胀闷之势，一剂曷愈？"予曰："请试之。"与温胆汤加姜汁炒黄连、大腹皮，水煎成送下姜汁益元丸，果一帖而呕止膈宽，即能进食，午后酣寝，怡然若未始有病者。其夫讶曰："温胆汤何神若此，幸详其义。"予曰："胎孕之症，重在足少阳，足少阳者，胆也。病起于惊，气逆痰随，胎气上逼，故脉亢上不下，在《难经》为溢候，由木火之性上而不下。经曰：上部有脉，下部无脉，其人当吐，不吐者死。予故用一剂可愈也。方名温胆者，此温字非温暖之温，乃温存之温。黄连、竹茹清其肝胆之火，同白茯苓而安心神，益元丸压其痰火下行，火下行而胎因之亦安矣。"筠皋公曰："先生认症真，故投剂确，非神乎？药神乎用也。"（《孙文垣医案》）

按语：有关子悬的记载最早见于西晋葛洪的《肘后备急方》，书中有"治妊娠胎上迫心方"以生曲治之。《医学心悟》第五卷"子悬者，胎上逼也。胎气上逆，紧塞于胸次之间，名曰子悬。"本案病起于受惊，致气逆痰随，胎气上逼，使胸膈胀闷，呕逆不入食，两寸为心肺之脉，心肺居上焦，洪滑主痰饮有热，故曰亢上不下之候，以温胆汤理气化痰，清胆和胃，又用姜汁送服药物，增强了止呕之功效。

第四节 产后病案

产后病主要是指从胎儿娩出至产褥期，发生与分娩有关的疾病而称之。由于分娩时的产创和出血，以及临产用力等，耗损气血，以至产后"百节空虚"，外感六淫，内伤七情，稍有感触，即乘虚而致病。

本节所辑选新安医案涉及的产后病主要有产后发热、产后腹痛及产后痉厥。产后发热是指产后持续发热，或高热不退，伴有其他症状者；产后腹痛主要发生在产妇分娩后，以小腹疼痛为主症，亦名"儿枕痛"；产后痉厥是指新产后，发生手足抽搐等筋脉失养的表现。这些疾病发生的机理可归纳为三种：一是冲任损伤，去血过多的亡血伤津；二是瘀血内阻，败血妄行；三是外感六淫或内伤七情所伤。

新安医家对于产后病的治疗，本着"勿拘于产后，也勿忘于产后"的原则，临证时细心观察，根据辨证，灵活掌握，虚则补之，实则攻之，寒者温之，热者清之。如《婺源余先生医案》曰："谓产后宜温，原非定论，切勿执而不化，误进温热劫液，医成劳怯甚多"，"至所谓儿枕作痛，并无瘀血，亦因血虚化燥，清润之品最妙"，"古谓热则流通、寒则淤滞，原非定论。热甚则液干涸，或肺受燥邪不能布津液、行血脉，又当凉润为要。产后亦宜分别寒热酌治，不可拘泥，'有故无殒'四字，非指一端也"。论述颇为中肯，实为产后诊治之要领。

一、产后阴血亏虚发热案

记道光戊戌年，族上舍君泽妇。产后大发热，且大发渴，日夜饮茶数壶，不论茶之温凉，脉洪数而虚。此水涸精亏，真阴内枯必索外水以济，而大发热又系阴虚阳无所附，予乃以六味丸加炒麦冬、炒天花粉炒黄色，乌梅、干姜一钱、红枣三枚煎服，一剂热退渴止而愈。(《管见医案》)

按语： 本案属产后发热。产后阴血骤虚，水涸精亏，阳无所依附，以致阳浮于外而发热。故真阴虚衰是本案病机本质，而表现出的一派热象并非是实热。审证清楚，则治以六味丸滋阴补肾，并加炒麦冬、炒天花粉、乌梅进一步加大滋阴、生津功效。

二、产后血虚化燥腹痛案

诸妇，产后腹痛，小腹有硬块，前医误认寒气滞于下焦，纯用温热辛香理气，痛更增剧，硬块渐长，上到胃脘，饮水进谷即吐，遂致绝食，日发痉厥数次。诊脉细软而涩，舌苔黄板不松，知其血虚化燥，肠枯干燥成坚，非血淤气滞。儿枕之说，尤属误传，宜养营润燥。

生地、当归、龟板、鳖甲、薤白、芥子、北沙参、蔗浆、梨汁。

一服吐止，腹痛即除，舌苔未化，口仍作干，阴虚不能湿，再加芦根、麦冬乃痊。古谓产后宜温，原非定论，切勿执而不化，误进温热劫液，医成劳怯甚多。至所谓儿枕作痛，并无瘀血，亦因血虚化燥，清润之品最妙。方中生地，当归益血润燥，生地之静，配当归苦辛性滑，最能养营而止虚痛；北沙参育阴清金，俾风木不能肆威上逆；鳖甲、龟板咸而软坚，益阴以潜相火之炎；薤白、芥子辛润，流利机关而止痛，蔗浆、梨汁甘缓，育阴而止吐，肝苦急，食甘以缓之，故获效如神。(《婺源余先生医案》)

按语： 先生对产后腹痛病因病机的分析，认为主要是产后血虚化燥，肠燥拘急成坚作痛，故治以养营润燥。此外提出了，诸如"谓产后宜温，原非定论，切勿执而不化，误进温热劫液，医成劳怯甚多"，"至所谓儿枕作痛，并无瘀血，亦因血虚化燥，清润之品最妙"等观点，寓意深刻，有较高的临床参考价值。

三、产后亡血伤津痉厥案

江妇，产后气恼惊骇起见，遂致抽搐痉厥多汗，有时如狂，怒目直视，势极可虞。前医用高丽参，以希止汗补虚。自述脘冷，又佐以姜桂附子，更加狂叫不休，舌伸出口嚼破碎肉数落，唇亦咬碎，或时手痉扪心，头摇目突，日夜无片刻之宁，犹若灰中之蚓，危症备极。阅前方一派刚药，液虚难支，故致肝风为痉，勉与：

鲜生地、朱麦冬、石决明、川连盐水炒、元参、羚片、蒌皮、芦根汁、芹汁、蚌汁、梨汁、蔗浆。

数服方得渐解，仍另用如前五汁搽口，频服代荣，诸恙遂止。舌破处肿痛，用益元散白蜜调搽，肿消肌生，仍复如旧。初时舌破肉落，虑其语言不清，竟得痉愈幸甚。至于恶露不行，议者皆谓服凉药已多，恐月经从此必断。病方热解，恶露即行，继后怀孕而生子。古谓热则流通、寒则淤滞，原非定论。热甚则液干涸，或肺受燥邪不能布津液、行血脉，又当凉润为要。产后亦宜分别寒热酌治，不可拘泥，"有故无殒"四字，非指一端也。（《婺源余先生医案》）

按语： 产后亡血伤津，筋脉失养，易于生风。本案患者气恼惊骇，遂致肝风内动，见抽搐痉厥多汗，有时如狂，怒目直视之证。前医以产后多虚，认为多汗系气虚不摄所致，用高丽参，以希止汗补虚。患者自述脘冷，又佐以姜桂附子，更加狂叫不休，危症备极。余氏接诊，以为前方一派刚药，液虚难支，故致肝风为痉，处方用生地、麦冬、元参、五汁等凉润之品，数服得解。谓热则流通、寒则淤滞，原非定论。热甚则液干涸，或肺受燥邪不能布津液、行血脉，又当凉润为要。盖产后亦宜分别寒热酌治，不可拘泥。正如《景岳全书·妇人规》中所云："当随证随人，辨其虚实，以常法治疗，不得执有诚心，概行大补，以致助邪。"

第五节　不孕症案

本节辑选新安医案所讨论的不孕症，主要与肾虚、肝郁、血瘀等有关。因受孕的机理，主要是肾气旺盛，精血充沛，任脉充盛，月事如潮，两精相搏，方能成孕。若先天肾气不充，精血不足，冲任脉虚，胞脉失养，不能摄精成孕；若情志不畅，肝气郁结，疏泄失常，气血不和，冲任不能相滋，以至不孕；若气血失调，若气机郁阻，痰湿内生或血行不畅，胞脉受阻，难以受孕成胎。

新安医家对不孕症的辨治，分虚实寒热，辨气血冲任。虚者病机以"肾虚"为主，故用药着重以"补"；实者病机以"不通"为主，故用药以"通"为重。虚者补益肝肾，益精填髓，补养下元；实者疏肝解郁，理气行气，活血化瘀，使气血通畅，冲任调和，则摄精成孕。

一、气滞血虚，冲任失调案

荆人娶已多年，从未受孕。每经事将行，十日之前，即腹痛。行后又十余日，流连不断，小腹隐痛。一月之内，只得七八日清爽，其余皆苦痛之日。烦再为诊之。诊其脉涩而缓，为气滞血虚，用陈皮、香附、蕲艾、川芎、茯苓、白术、甘草、木香、熟地、丹参、杜仲、续断，重用黄芪、当归，嘱服一月不断。至次月经期时，复邀余视之。云日内当是经期，而十日来毫不腹痛，经尚未行，得无孕乎？余诊之曰："非孕也。气已流通，自不作痛耳。"次日经果复行。随令服煎剂，并续合丸药一料。如前方内，去木香，加人参、山萸、蛇床子、鱼鳔、枸杞。服两月，又请予诊之。云："两月来，临经俱不腹痛矣。"余诊之喜曰："此孕脉也。月事过期乎？"答曰："方过期三日。"余称贺为有孕无疑，是年冬果生一子。（《医验录（初集）》）

按语：《妇科玉尺·求嗣》曰："求嗣之术，不越男养精、女养血两大关键。血成其胞，万物资生于坤元也。养血之法，莫先调经。盖经不调，则血气乖争，不能成孕。每见妇人之无子者，其经必或前或后，或气虚而多，或血虚而少且淡，或虚而行后作痛，或滞而将行作痛，直至积行滞去虚回，方能受孕。"本案即是气滞血虚，不孕，经前腹痛，经后淋漓之典型，治以行气补血。方中重用黄芪、当归补气养血，香附理气中之血入肝经，丹参凉血活血，木香、川芎等行气开郁，杜仲、续断补益肝肾，益精填髓，补养下元。

二、阴虚内热，胞宫失养案

溪南吴道济妻，年逾三十，无子。诊视其脉近和，惟尺部觉洪滑耳，问得何病。曰："子宫有热，血海不固尔。"道济曰："然。每行人道，经水则来。"乃喻以丹溪大补丸，加山茱萸、白龙骨止涩之药，以治其内。再以乱发灰、白矾灰、黄连、五倍子为末，用指点水染入阴户，以治其外。依法治之，果愈且孕。（《石山医案》）

按语：本案不孕而每因性生活阴道流血，尺部洪滑判为有热。此为阴虚内热，迫血妄行，故经血易动，不能育胎。孙氏治以丹溪大补阴丸，用知母、黄柏、熟地、龟板、猪脊髓、蜜滋阴降火，更加山茱萸、白龙骨滋养收敛经血；外用乱发灰、白矾、五倍子杀虫、解毒、止血，黄连清热，内外兼治，则血得凉而静，可聚于下以养胞宫。

思考题

1. 请简述新安医家对月经病诊治的特色。

2. 结合《石山医案》诊治痛经前后历越十五年一案，简析汪机是如何临证谨守病机，治疗得法的。

3. 请结合《孙文垣医案》治疗"诰封吴太夫人者，……年余六十，久患白带，历治不效……"一案，简述本案病机、方剂（既济丹、断下丸）的药物组成和功效。

4. 《舟山医案》治妊娠恶阻一案，唐氏在妊娠期间用药是如何辨治分先后的？以及治病与安胎并举的？

5. 分别简述新安医案对产后发热、产后腹痛及产后痉厥治疗的认识及诊治的要领。

第五章　外科医案选读

外科疾病大多现于体表，易于辨认。其发生发展变化与气血、脏腑、经络的关系极其密切。外感内伤因素均可致病，正如喻嘉言所说："疮疡之起，莫不有因。外因者，天时不正之时毒也，起居传染之秽毒也。内因者，醇酒厚味之热毒也，郁怒横决之火毒也。"其发病机制不外为局部的经络阻塞，气血凝滞，血肉腐败，以及脏腑功能失调等。此外，外科的发病原因与其发病部位有着一定的联系。一般而言，发于人体上部（头面、颈项、上肢）的，多为风热所引起；发于人体中部（胸、腹、腰背）的，多因气郁、火郁所引起；发于人体下部（臀、腿、胫足）的，多因寒湿、湿热所引起。

本章辑选了《孙文垣医案》《程门雪医案》等新安医家辨治常见外科疾病的案例。此章篇幅不大，但案例中的特色和经验值得学习和借鉴。诸如孙文垣治疗妊娠乳痈，以瓜蒌、归尾、蒲公英、贝母、连翘、青皮、柴胡、橘叶、甘草；治外伤瘀血遇前医误投燥剂成痈，外用针而出之，内用千金托里的方法。程门雪治皮肤湿疹，常用桑叶、蝉衣、百部、荆芥炭等作为引经药，并辨在气在血而区别选用之，脂水在气者湿多，用桑叶、蝉衣、浮萍等，色红而痛在血者热多，用荆芥炭，痒多者用百部，兼能杀虫。新安医家对外科疾病的辨证施治，既重视局部的病变，又重视整体情况，考虑患者机体正气的强弱与邪正斗争的关系，分清虚实，辨别阴阳，采取不同的治疗原则，达到治愈的目的。

一、鼻渊案

一妇，时方妙龄，表虚易感风寒致成鼻渊。流清涕不止，便觉头晕，两太阳常作疼，且多喷嚏，脉之两寸洪大，用秦艽、酒芩、桑白皮、马兜铃各八分，白芍一钱，滑石、石膏各二钱，枳壳、蔓荆子各五分，甘草三分，四帖涕止病愈。（《孙文垣医案》）

按语： 本病临床极为常见，诊断、治疗方法较为简单，但复发率甚高，且不易治愈，一方面因为医者不能对症下药，更重要的一个原因是患者不能坚持服药，多中途停止治疗。孙氏治本病四帖即愈，是因患者新病，故有奇效。现时临床患者多因外感致鼻渊，日久才来就诊，亦可仿本方之意，投以清热解毒，辅通窍之剂，或可获效。

二、乳痈案

程玉吾内人，妊已七月，乳忽红肿而痛，洒淅恶寒发热而成内吹。以大栝蒌四钱为君，当归尾二钱为臣，甘草节、蒲公英、贝母、连翘各一钱二分为佐，青皮、柴胡各八分，橘叶五片为使。水煎饮之两剂而瘥。此方治验不可胜数，缘妇女郁怒肝经为多，故栝蒌、甘草为缓肝之剂，贝母开郁，连翘、蒲公英解毒，柴胡、青皮调气，橘叶引经，当归活血。血活气调，毒解热散而肿痛消释也。若将成脓，可加白芷。（《孙文垣医案》）

按语： 明·窦梦醒《疮疡经验全书》云："外吹乳者，小儿乳，吹风在外故也；内吹者，女人始有孕，其胎儿转动，吹风在内故也。"外吹、内吹皆属乳痈范畴，本案是妊娠七月，为内吹乳痈，也叫"席风乳""干奶子"。孙氏以大瓜蒌为君，清热散结消肿，又合开郁，解毒，调气，活血之剂，使血活气调毒解热散而肿痛消失。屡试不爽，值得借鉴。

三、便痈案

临溪吴天威丈，年七十有三，客邸远归，偶坠马跌伤，左胁作痛，随治而愈。后半年，忽左胯肿痛，憎寒作热，动止极艰，里中诸公有认湿痰者，有认风气者，有认湿热者，总罔效。闻歙外科洪氏能识杂病，邀以为治，居数日，视为疝气，率投荔枝核、大小茴香、川楝子、橘核之类，痛躁不可当，乃欲引绳自绝。诸子百般慰解，洪乃辞去，竟不知为何疾也。其婿汪开之，予之表弟也。邀予诊之，六脉浮而洪数，左寸尤甚，验其痛处，红肿光浮如瓠，抚之烙手。予曰："此便痈也，洪系外科专门，胡独忽此？盖渠素慎重，见患者年高，乌敢认为便痈治哉！此殆千虑一失，毋足怪。"诸郎君闻予言皆骇然，诘予曰："家严不御色者十载，顾安得此，愿先生再思。"予曰："此非近色而得，审胯属足厥阴肝经，肝为血海，乃昔时坠马，恶血消之未尽，瘀蓄经络，无门可出，化而为脓，由年高气虚，又被香燥克伐太过，不能溃而即出，故散漫浮肿。观其色，青中隐黑，浓已成腐，必须外用针引而出之，内用千金托里，庶可排脓生肉。但予生平心慈，不能用针。予弟警吾，外科良手，可延而决之。"至，即以针深入寸余，出青黑脓五六碗许，臭秽难近，即语诸郎君曰：使早决三日，可免一月之苦，今即日大补之，非百日不能瘥，此俗名石米疮也。诸郎君及患者见脓色如是，始信予言不爽，急以清剂。予乃用内托十宣散，每帖三钱，后加至五钱，一日两进，两越月，脓尽肉满而愈。一市称奇。（《孙文垣医案》）

按语： 患者年七十有三，初因坠马跌伤使胯内瘀血，恶血未消尽，使半年后复发肿痛，又遇前医不详问病史，误投燥烈之剂加重病情。孙氏验之有红肿热痛，诊为痈，分析为足厥阴肝经过胯，外伤损及血海肝经，而致瘀血，治疗以去脓之法，又内托之剂，两月始愈。本案警示医者切不可忽视病史的重要。首先要诊断准确，才能药到病除。

四、湿疹案

朱×× 女20岁。1969年2月19日初诊。

两手掌作痒、作胀、脱皮，血虚湿热入营之故。治与祛风凉营而化湿热。鲜生地12g，粉丹皮4.5g，京赤芍4.5g，西河柳4.5g，浮萍草9g，地肤子9g，白藓皮9g，净蝉衣2.4g，三剂。

二诊 2月22日

左手作痒已减，右手掌如故。仍以原法出入治之。

鲜生地12g，全当归9g，粉丹皮6g，京赤芍6g，霜桑叶9g，浮萍草9g，地肤子9g，净蝉衣3g，三剂。

三诊 2月25日

手痒已趋愈，再守原方。三剂。（《程门雪医案》）

按语： 本案系血虚湿热入营之故，治以祛风凉营而化湿热。方中丹皮、赤芍和营凉血，白藓皮、浮萍等化湿止痒。程氏治皮肤湿疹，常用桑叶、蝉衣、百部、荆芥炭等作为引经药，这些药除具有祛散风热之作用外，程氏认为如运用得当，每能使全方药力透达肌肤，收效更大。在选用时也有所区别，如脂水多者湿多，为在气，可用桑叶、蝉衣、浮萍等；色红而痛者热多，为在血，可用荆芥炭，因荆芥入血分；痒多者用百部，兼能杀虫。

思考题

1.《孙文垣医案》治疗妊娠七月，内吹乳痈，采用何法、何方使肿痛消失，治验不可胜数？

2.程门雪治皮肤湿疹，常用哪些药作为引经药？如何辨别在气在血而区别选用药物的？

3.请举例说明新安医家对外科疾病的辨证施治，是如何重视整体与局部相结合，内治与外治相结合。

第六章　儿科医案选读

新安医家非常重视儿科疾病的诊治，小儿在生理上具有稚阴稚阳，病理上发病容易，传变迅速的特点，故辨治上要充分注意小儿生理上的这一特点。如疏风解表是外感时邪的基本治则，但小儿外感，邪多犯肺，每兼有咳嗽痰多等症，因此小儿的疏风解表方中常加入宣肺化痰之品；乳食积滞，消化不良的一般治则为消食导滞，但小儿"脾常不足"，故常加入健脾和胃之品，以助运化。由于小儿的特点，诊断时尤以望诊最为重要，如《孙文垣医案》有凭借望诊患儿右目红肿，腹中饱眼乃能开，饥则眼不能开，即断为虚寒疳积的记载，在用药剂量、药物的选择、给药的方法等方面也有很多特点。如余国佩治痘证，拟中药汤方时，嘱"外食甜蜜粥和蜜"，再如汪石山诊治小儿阴囊肿胀，凭脉断病之典型案例等。

一、小儿外感案

记长男光秦。离母腹才数月，时怀抱呱呱，乳哺不足，于秋九月间感寒发热，咳嗽，鼻流清涕，亦夹些少滞食，肚腹颇胀。予忖知之，初用疏散微剂不效，继用消导微剂不效，更用表里双解微剂亦不效，且不能支，予思之是元虚脾弱不能推送药饵，用小剂香砂六君少加炒山药、炒扁豆、炒丹皮、炒白芍退热，微着早米浓煎，更冲姜汁一小匙，连进一剂，至晚遂安睡，至昧爽，周身遂得遍汗，热退身凉，至天明遂出大便锤余，腹胀亦消，粪中见有前八日所食些微菜蔬尚未变化。此服前解表、导里微剂，因元虚不能行药力，得六君助脾元而前药始行也。次日，乃除去丹皮、白芍、姜汁，日进一小剂，七日乃平复如初。

此是寻常病症最多犯者，不知其治因之殒命者极多，古人原立有二治法，粗工每不理会，予因予儿备录之，以利人之幼幼者。

感风寒，陈无择立六神散，参、术、苓、草、山药、扁豆，姜、枣引，云治小儿表热去后又发热者。世医到此尽不能晓，或再用凉药，或再解表都不是，或谓不治。亦非此表里俱虚，气不归元而阳浮于外，所以再热非热症也，宜用此汤加早米一匙煎，和其胃气，则收阳归内而身凉矣。若热甚者少加升麻、知母，名银白汤。

滞食，钱乙立香砂六君子汤，参、术、苓、草、陈皮、半夏、香附、砂仁、姜、枣为引，云治滞饮食，初宜服香砂平胃散；制苍术、姜厚朴、陈皮、炙甘草、香附、砂仁、姜引；或加生麦芽、炒神曲，兼肉食者更加焦楂煎服一剂。

次日不论食之消与未消便服香砂六君，或一剂，或二三剂，无不愈者。如因滞食，未药而已致吐泻，则其滞食已自消动，不可服平胃散，但服香砂六君而愈。

上二法不独乳子小儿，凡体气虚弱皆可仿效，虚弱甚者当别论。（《管见医案》）

按语：本案乃儿科常见病案，患儿因感寒发热，咳嗽，鼻流清涕，亦夹些少滞食，肚腹颇胀。陈氏初用疏散微剂不效，继用消导微剂不效，更用表里双解微剂亦不效。方才考虑乃元虚脾弱不能推送药饵，用小剂香砂六君加减而收效。盖小儿脏腑柔弱，且五脏之中又以脾最为重要，因脾为气血生化之源且主运化。倘脾胃不健，则饮食，药物均无力运化，更谈及取效。无论何病，当以顾护脾胃为重。因此陈氏在本病案后将古人原立有二治法录于案后，并推而广之，言不独乳子小儿，凡体气虚弱皆可仿效。

二、疳积案

亮卿令媛，右目红肿，如腹中饱，眼乃能开，饥则眼不能开。此疳积虚寒症也。以夏枯草二钱，甘草、谷精草各一钱，香附一钱五分，煎服。四帖而安。（《孙文垣医案》）

按语： 右目红肿，腹中饱，眼乃能开，饥则不能开，甚为奇怪。孙氏诊为疳积虚寒症，本病是因喂养不当，或多种疾病影响，导致脾胃功能受损，气液耗伤而形成的慢性病证。本案因饥则眼不能开，故属脾胃功能受损眼疳一类，以和为主，又因眼目属肝经，孙氏用夏枯草清肝泻火，解毒散结，谷精草又养目退翳，同归肝经，加香附理气，又甘草调和诸药，故四帖而安。

三、阴囊肿胀案

一儿六岁，阴囊胀大如盏，茎皮光肿如泡。一医为之渗湿行气不效。邀予诊视，脉皆濡缓。曰："缓无力者，气虚也。经云：膀胱者，津液之府，气化出焉。气虚不足，无能运化而使之出矣。宜升阳补气可也。"遂以人参为君，黄芪、白术、茯苓为臣，牛膝、升麻、陈皮为佐，甘草为使，煎服一二帖，囊皱肿消，三帖痊愈。（《石山医案》）

按语： 本案为凭脉断病之典型案例。以濡缓断为气虚，是其高明之处。脉缓无力，脾虚不运湿致水湿下注阴囊，阴囊肿胀；气虚膀胱亦不能化津液，而致水湿停留。故治宜升阳补气健脾。方以补中益气汤去当归、柴胡，加茯苓、牛膝。其中人参、白术、黄芪益气健脾，茯苓、甘草淡渗利湿，牛膝引邪下行，升麻升提中气，陈皮理气健脾。清气得升，浊气自降，肿胀自消。

四、痘证案

（一）时毒蕴肺案

黄女，六岁。发热一日，面部隐隐痘粒，腹痛甚剧，烦渴尤甚，无片刻之宁。前医用羌、防、荆芥、楂肉等，一派发散消导不应，更甚于前，且兼腰痛。谓是毒伏命门，深踞肠胃，欲为极力推荡。其父母前日有十二龄之儿症同，攻之，痘陷，先后仅五日，遂殒，故不敢服。余见其面部颏下粒隐而颧额全无。其父云初见两颧均有，服药后乃伏。余曰：今年痘症多腹痛者，因去年天寒而干，冰雪多日，燥与寒郁，春令温气欲升不得，两邪拒隔于中，然燥邪为主。治必先理燥邪，肺气一展而郁亦化，奈何时之治法，一例（疑作律）散解，或遵建中趁毒无定位之时，早为攻下，以分炎枭之势，殊不解痘属燥邪，妄用苦燥之品，以燥助燥，宁不为害者几希。况即云毒无定位，用药又从何处攻下，设以通套表里统治，未为毒扰，先受药害矣。此中遗害，建中不得辞其咎也。余用安本解燥法加减，外食甜蜜粥和蜜。

南沙参、杏仁、蒌皮、牛子、薤白、桔梗、芥子、知母、归尾、石膏、芹汁、梨汁、芦根。一服而痛止痘现，颇有夹斑之处，再加元参、蝉蜕，斑去神安热解，色欠鲜活，去蝉蜕、石膏、元参、桔梗，色遂转泽，但两颧成片不起，知其湿郁，暂停生地，加姜汁、炒木通，南沙参换北沙参，玉竹，用半夏以宣中宫，次日全起矣，而顶塌欠光溜。改用沛然复生汤。

大生地五钱，肥玉竹四钱，生芪二钱，怀药三钱，僵蚕五分，粉草五分，北沙参六钱，大麦冬三钱，当归三钱，楂肉一钱半，白芷五分，蔗浆、梨汁、芦根、晚米。二剂浆水即绽满，令食肉汤燕窝枣粥而勿药矣。丙午年痘多类此，甚者必斑疹夹出，腹必大痛，前法辄效。曾有陈姓四子，均已成人，皆得腹痛之痘，无一得生，临死而痛终不解。医之不得法，致使人命如此，可惜可叹！（《婺源余先生医案》）

按语：水痘多由于外感时行邪毒，自口鼻而入，蕴郁肺脾，临床上根据病情轻重不同而予以相应治法。若属风热轻证，则从疏风清热解毒而治；毒热重证则从清热凉营解毒而治。本案体现了治痘从清热解毒兼以滋阴润燥而治的治法特色。"痘症原无格外难治之处，但辨别燥邪之轻重，元气之厚薄，湿邪酿患与否，余无他法矣。"值得业医者深思。

（二）热毒外蒸案

杨公闺玉，四岁患痘，出五六日不齐，昼夜烦燥不眠，医以其不齐，用参芪补剂，烦燥愈甚，自实抵遂予回京，见其颜色红燥，此火证也，宜用清热解毒，医仍苦执，以痘起胀时，必须用补，虽去人参，仍加黄芪服之不效，次日予力主去参芪，重加酒炒黄连，于清解药中服下，即安卧，至十日后，眼目羞明红赤，又急用清肝火之药，目红始退，法云验丧明于眼合羞明，噫非重清凉解毒，於起胀之前，身体虽安，而目必不免。（《程原仲医案》）

按语：本案痘症，程氏辨证以为火证，因望诊见其颜色红燥，然而前医以痘出不齐，妄用参芪之辈，致使迁延不效，程氏以为火证则当泻之，重用清热之酒炒黄连，于清解药中服下，即痊愈安卧。十日后见眼目羞明红赤，仍以清肝火之药，因肝开窍于目之故。

思考题

1. 《孙文垣医案》如何凭借望诊诊断小儿虚寒痞积的？
2. 《婺源余先生医案》余国佩治小儿痘证，在治法和给药方法上有何特点？
3. 请结合《石山医案》，举例说明汪石山诊治小儿阴囊肿胀，凭脉断病之思路。
4. 请结合《管见医案》，谈谈陈氏诊治小儿外感夹滞案的特色。

第七章　新安医学医案之学术传承与治学启迪

新安医学医案所集中反映的医家们众多之临床经验，数百种疾病诊治的真实记录成为不可多得的珍贵财富。诸多治法方药至今仍在临床广为应用，对后世中医药学产生了极其深远的影响。新安医学名医辈出、数十家世代相传的"家族链"享誉四方。诸多反映其各家独到学术传承、临床经验、治学态度及医疗品德等对后学具有很大的启迪意义，皆是值得后人珍惜和学习的宝贵遗产。

第一节　新安医学医案之学术传承

在整个中国医学史，新安医学涌现出众多的具有巨大贡献的医家。医家们的医案将其学术代代相传，成为中医学术继承的典范。新安医学医案不仅反映医家们温补培元的学术传承，在寒凉清热、寒温并重、时方轻灵、杂证虚劳、力倡"柔肝"、经方时方并用、力治疑难重症等方面皆见相传。

诸如明代汪机《石山医案》重用参芪，主张温补培元；再传弟子孙一奎《孙文垣医案》传汪氏之学擅用温补，将甘温益气与辛热温阳相伍而有所发展；明末程茂先《程茂先医案》善用参附温补；明末清初郑重光《素圃医案》多以姜附起病，主张温阳益火；清代吴楚《医验录》喜用温补，专论救误；现代王乐匋临证善用附子，使得新安医学自明清起始直至现代，形成了一条重要的温补培元学术传承链。

清代中医温病学派的传承与发展是以新安及整个江南地区为中心，从而扩大到整个中医学术界。例如祖籍安徽歙县的清代名医叶桂，其《临证指南医案》《叶案存真类编》《未刻本叶氏医案》《徐批叶天士晚年方案真本》等，较为真实地反映了叶氏的学术思想和诊疗经验。叶氏少承家学，出身世医，祖父叶紫帆、父叶朝采均为新安名医，处方以轻、清、灵、巧见长，均源于新安医学的时方轻灵派，成为江南中医辨证遣药的一大特色。叶桂是中医温病学派的代表医家，其提出的"温邪上受，首先犯肺，逆传心包"的温病发生发展规律，实受明代新安名医程敬通《程敬通医案》"温邪袭肺"论的启发。叶桂极受当时及后人的推崇，其学说也广为流传。史籍称他"切脉、望色、病之所在，如见五脏"。《清史稿》称谓："大江南北，言医者，辄以桂为宗，百余年来，私淑者众"。现代新安医家王乐匋早年对张仲景、陆九芝、尤在径等各家医学悉心研究，善用仲景方，屡获殊效，求诊者众，乡里誉为"王伤寒"。后来"王伤寒"对叶桂学说有更深入地探究，由"阳明"入手研究起了温病学，游刃于伤寒与温病、养阴与化湿之间，倡导温热病"寒温并用，扶阳护阴"。治温热病注重顾护阴津阳气，慎、轻、巧的用药风格，对温病学有着深厚的理论造诣和临证见解。

新安医学不仅在外感伤寒、温病方面涌现一批医家医案，在杂证虚劳、疑难重症方面更是医案精辟，诸如清代程有功《冯塘医案》杂病验案，言简意赅；陈鸿猷《管见医案》每案脉症悉具；程文囿《杏轩医案》间亦记录未效之案，实事求是之医风为后学做出了榜样；余国珮《婺源余先生医案》力倡"柔肝"之法，为现代医家所效仿。尤其值得一提的是，新安王氏内科薪火传承七世，绵延近两百余年，代有名医，如近代王仲奇《王仲奇医案》治以疑难杂症为多，治学上力主博采，故案语不限于医籍，也引据诸子之书，而用方也常是经方、时方并用，反映出王氏在临床上的诊治特色。

新安医学医案的学术传承，既是在新安医学世医家族链、师承授受传承过程中实施的，也是中医学术和临床经验传承的重要体现。医案的学术传承是本质，是新安名医医家临床生命力之所在。新安医家临床经验通过医案的形式保留和积累世代相传，有利于传统中医学术的继承、发扬和创新，从而保障人民的身心健康，为中医药事业的持续发展作出重要贡献。

第二节　新安医学医案之治学启迪

中华文明五千年，其中孕育的璀璨思想犹如星河沙数。新安医学以其文化底蕴深厚、学术成就突出、医德医风高尚、治学态度严谨为后世学习中医提供了丰富的题材。新安医学医案所传达的医家们的治学思想和医德医风对后世医家的中医信念的形成、职业道德的树立、传承创新的研究起到了积极作用。

一、树立良好的医德医风

医德，是医生所具有的职业道德；医风，是医生应具备的职业风尚。医德医风是医家必须具备的基本素质，体现在医家个人修养、医患关系等方面。根植于中国传统文化的新安医学，形成了以医乃仁术的根本思想及大医精诚的职业准则为内涵的中医医德医风。

新安医家关于医德医风的深邃医理名言在新安医学医案中多处可见，如明代新安医家江瓘《名医类案》谓："人身疾苦，与我无异。凡来请召，急去无迟。"清代吴谦《医宗金鉴》曰："医者，书不熟则理不明，理不明则识不精。"清代程国彭《医学心悟》说："不知为不知，亦良医也。"清代程文囿《医述》指出："今之医者，惟知疗人之疾而不知疗人之心。"清代新安医家叶桂信守"三人行必有我师"的古训，兼采各家之长。其12岁开始从父学医，自《素问》《难经》及汉、唐、宋诸名家所著，无不宏搜博览。叶氏不仅精通医术，而且治学讲求学究天人，精细严谨，他认为"学问无穷，读书不可轻量也"。故虽享有盛名，但却手不释卷，广采众长。他的敏而好学的治学态度，更名换姓求师学艺的精神值得我们学习。其为人"内外修备、交朋忠信……以患难相告者，倾囊助之，无所顾藉"。其为医以"立德、立功、立言"为最高境界，如《临证指南医案》记载："良医处世，不矜名，不计利，此其立德；挽回造化，立起沉疴，此其立功也。"《沈归愚文集·叶香岩传》记载叶氏临终前还谆谆告诫子孙说："医可为而不可为。必天资敏悟，读万卷书，而后可借术以济世。不然，鲜有不杀人者，是以药饵为刀刃也，吾死，子孙慎勿轻言医"。

高尚的医德医风是新安医家的灵魂，他们重视医德医风的修养，秉承医乃仁术之念，急患者之所急，倾囊相助；敏而好学，淡泊名利；细心诊治，一丝不苟等济世救人的精神使医术与学术相得益彰，深受广大医家所敬仰。

二、赋予高度的责任和使命

责任感是一种自觉主动地做好一切有益事情的精神状态，从本质上来讲，责任感讲究既要求利己，又要求利于他人、国家和社会。责任感是驱动我们前进的动力。而使命感是一个人对自我天生属性的寻找与实现，马克思曾经说过："作为确定的人，现实的人，你就有规定，就有使命，就有任务……，这个任务是由于你的需要及其与现存世界的联系而产生的。"作为新时代的中医人，我们的责任感和使命感在于振兴和发展祖国传统医药为己任，追求中医的传承和创新。

我们要牢记历代新安医家对我们的谆谆教诲，永远把患者的利益放在第一位，要始终以患者为中心的服务理念，想病人之所想，急病人之所急。加强医患沟通，拉近与百姓的心理距离，构建和谐的医患关系。不忘自己最初的内心，持之以恒，坚持不懈，热爱中医专业，学好中医理论，早临床、多临床。

新安医学的发展融合了几千年中国优秀传统文化，是中华文化的重要组成部分。新安医学医案具有悠久的临床经验总结，鲜活的案例较好地反映了历代著名新安医家的临床成就，其具实用价值，所以我们要努力做好新安医学医案的整理总结工作，掌握新安医家独到的辨治特点新安医家论治临床各科疾病的思想和方法，做好新安医学的传承和发展工作，时刻谨记责任与使命，不忘初心、砥砺前行，为中医药事业发展不断贡献自己的力量。

第八章　课程思政案例举隅

案例一　儒医相合，德艺双馨，启后世之法门

【教学目标】

一、知识目标

1. **掌握**　新安医学医案特色。
2. **熟悉**　新安医学医案风格。
3. **了解**　新安医学特色。

二、能力目标

1. 通过课程内容的教学，使学生进一步提升中医基础理论知识框架，建立中医思维，培养学生正确运用中医学理论去分析临床病案，提高临床实践能力；培养学生因势而谋、应势而动、顺势而为的灵活应变能力；提升学生综合分析问题和解决问题的能力。

2. 通过课上引导启发的教学方式，调动学生学习的主动性和积极性，培养学生发现问题、分析问题和解决问题的能力。利用课下各种形式的互动，培养学生利用多种信息资源的能力和自主学习的能力。

三、价值目标

1. 充分挖掘本章蕴含的丰富思政元素，了解新安医家勤求古训、严谨求实、勇于创新、乐于奉献的职业精神；同时明白中医药文化得以传承需要诸多人的付出和努力，树立学生的家国情怀和文化自信。

2. 儒医相合，德艺双馨，逐步提升学生具有严以律己、刻苦钻研、精勤不倦的职业精神，进一步培养学生具有大医精诚、医乃仁术、乐于奉献的人文素养。

【教学内容】

第一章为开篇之首，其教学内容主要包括新安医学医案风格与特色。本章节学习的重点是新安医学医案特色。在教学内容的同时进一步挖掘思政元素，儒医相合，相得益彰，培养医乃仁术、乐于奉献的人文素养。

【课程思政设计思路】

《新安医学医案精选》是在中医专业基础课程《中医基础理论》《中医诊断学》《中药学》《方剂学》以及中医专业课《内经》《伤寒论》《金匮要略》《温病学》的教学基础上开课，作为中医学临床基础课，是融理、法、方、药及经典原文于一体医学课程，体现了新安医学的地方特色。是培养学生临床实践能力、培养优秀的中医综合人才的基础和重要

课程，因此本门课开展课程思政教育尤为重要。其绪论内容为该课程的开篇章节，其主要教学内容既要保持中医传统特色，又要体现新安医学特点，正确对待和处理继承与发扬、古与今之间的关系，力求做到概念明确，疾病阐述准确，病案体系完备，简明实用。深入挖掘有关"思政"元素，将思想政治理论中国优秀传统文化等有机融入教学过程中，拓展教学内容。这对于引导学生树立专业自信，增强对本门课程的认同感和自豪感，具有十分重要的意义。

【具体代表医家及著作导入】

例如：在介绍新安医学医案特色时，引入程文囿之《杏轩医案》时，王乐匋先生在《新安医籍考》中曾这样评价："所治皆疑难重症，得其治疗而愈。间亦记录未效之案，此为用以考其得失而然，然亦可见其实事求是学风之一斑。"通常来说，历史上医案多介绍验案为主，鲜有介绍未效之案，但程氏却独辟蹊径，在介绍成功案例的同时亦介绍误案。验案我们固然可以学到医家的独到见解，但对于误案而言，医家可以从另一个角度告诫后学者少走弯路，这需要医家具有严谨的学风和实事求是的态度。通过此教学，可进一步激发学生敢于面对困难、迎难而上的勇气。在介绍相关外感病医案时，联系到国家《新冠肺炎诊疗方案（试行第三至七版）》均将中医药治疗方案纳入，并且每版中医治疗方案中均按分型辨证论治。这都充分体现了中医诊察疾病在天人合一的思想和整体观念的指导下，坚持辨证论治，充分发挥了中医药在疫病治疗方面的优势和重要作用，使学生坚定中医药文化自信，提升民族自豪感。

【教学过程】

本章教学过程主要采用启发式、探究式等教学方式，强化师生互动、生生互动；利用多媒体与板书相结合的教学手段，通过引导、分析、讨论、讲解等过程实施课堂教学。课下则通过网络学习、信息交流等教学策略。本讲内容以教师精讲为主，同时注意结合以下四种方法。①引导法：通过临床案例和患者就医的过程引入学习本课程的主要内容。通过问题设置、不同的话题衔接手段循循善诱、逐层推进课堂，使学生始终沉浸在探索和揭秘的状态中学习。通过情景引入，吸引学生的兴趣和注意力。②互动法：通过问答、眼神、肢体、语音节律等手段引导学生紧跟教师话题，参与课堂全程。③讲授法：贯穿始终，充分发挥语言要素的各种功能，使课堂内容精彩纷呈、深入人心。④教具（板书）演示：通过图片、模拟患者等，增加直观认识，降低教学难度，增强教学效果。

【思政点睛】

了解新安医家勤求古训、博采众方、严谨求实、勇于创新、乐于奉献的职业精神；同时明白中医药文化得以传承需要诸多人的付出和努力，树立学生的家国情怀和文化自信。充分体现了中医在诊断疾病方面的"简、便、廉"的优越性，更进一步坚定了学生学习中医的专业自信。在联系到中医药学在新冠肺炎疫情诊治中所发挥的巨大作用，使学生坚定中医药文化自信，提升民族自豪感。

案例二 他医远走，先生亲临，践行大医精诚之旨

【教学目标】

一、知识目标

1.**掌握** 孙文垣论治湿热阳黄的思想和方法。
2.**熟悉** 攻补兼施法的临证诊断要点与临床意义。
3.**了解** 补充气液法使用的时机。

二、能力目标

1.通过本节内容的学习，使学生能够自觉运用中医学独特的思维方法，解释中医原理的内涵和诊断治疗原则。

2.通过与学生互动，使其掌握重点、难点，总结法和对比记忆法，培养学生对理论知识的自学能力和进行理论探究的科学思维能力。

3.通过课上引导、启发的教学方式，调动学生学习的主动性和积极性，培养学生发现问题、分析问题和解决问题的能力。利用课下各种形式的互动，培养学生利用多种信息资源的能力和自主学习的能力。

三、价值目标

1.充分挖掘本单元章节蕴含的课程思政元素，有机融入社会主义核心价值观和中国优秀传统文化教育，通过增强专业自信、践行文化自信，使学生加深对中医药理论体系基本特点的认识，提高对专业学习重要性的认可，明确理想信念、价值理念，激发爱国情怀，培养人文素质、职业自豪感、职业胜任力、社会责任感。

2.以习近平新时代中国特色社会主义思想为指导，将立德树人贯穿于课程教学的始终，推动专业课程思政与思政课程协同前行，让学生既能成为专业思想牢固的中医人，又能成为中医文化的传播者。促进学生在德智体美劳等方面更高质量的全面发展，真正实现"全员育人、全过程育人和全方位育人"的思政育人目标。

【教学内容】

本章节教学内容为孙文垣论治湿热阳黄的思想和方法，攻补兼施法的临证诊断要点与临床意义，补充气液法使用的时机。学习重点是孙文垣论治湿热阳黄的思想和方法。在教学内容的同时进一步挖掘思政元素，吴兴之医见之远走，唯独先生亲临患者卧榻，践行大医精诚之要旨。

【课程思政设计思路】

《新安医学医案精选》是在中医专业基础课程《中医基础理论》《中医诊断学》《中药学》《方剂学》以及中医专业课《内经》《伤寒论》《金匮要略》《温病学》的教学基础上

开课，作为中医学临床基础课，是融理、法、方、药及经典原文于一体医学课程，体现了新安医学的地方特色。本课程是培养学生临床实践能力、培养优秀的中医综合人才的基础和重要课程，因此开展课程思政教育尤为重要。其绪论内容作为该课程的开篇章节，其主要教学内容既要保持中医传统特色，又要体现新安医学特点，正确对待和处理继承与发扬、古与今之间的关系，力求做到概念明确，疾病阐述准确，病案体系完备，简明实用。深入挖掘有关"思政"元素，将"思想政治理论""中国优秀传统文化"等有机融入教学过程中，拓展教学内容。这对于引导学生树立专业自信，增强对本课程的认同感和自豪感，具有十分重要的意义。

【案例导入】

例如：在讲授本病医案时，要融入医德教育，将专业知识与思政教育有机结合。一方面，本案患者较为特殊，高龄患者，病情较为复杂，即使放到医疗技术高度发展的今天，也会令许多医生踌躇不前。讲到此时，教师要向学生强调掌握临床技能的重要性，提醒学生从苍生大医之"大"的角度融入医德教育，所有患者在医生面前一律平等，没有好治与难治的病人；另一方面，临床疑难杂症对医者提出更高的要求，要具备解决疑难问题的能力，同时医者要有敢为天下先的职业勇气和担当，将患者视为自己的亲人，从大医之"精"与"诚"的角度融入医德教育，引导学生要德才兼备，增强学生的社会责任感。另外，望诊时患者的舌象、面色、形体等异常，甚至出现不忍多视时，作为医生，应"视人犹己"，不可表现出排斥、歧视、羞辱等情绪或语言，要求学生不断地完善自我职业素养。

【教学过程】

本章教学过程主要采用启发式、探究式等教学方式，强化师生互动、生生互动；利用多媒体与板书相结合的教学手段，通过引导、分析、讨论、讲解等过程实施课堂教学。课下则通过网络学习、信息交流等教学策略。本讲内容以教师精讲为主，同时注意结合以下四种方法：①理解病案：通过临床案例和患者就医的过程引入学生对一些难点及疑点进行分析解释，使学生始终沉浸在探索和揭秘的状态中学习。通过情景引入，吸引学生的兴趣和注意力；②互动学习：通过问答、眼神、肢体、语音节律等手段引导学生紧跟教师话题、参与课堂全程；③彰显临床：就是将掌握的医学理论运用于临床实践。课堂中能够运用所学的知识分析医案，课外通过临床实践，巩固知识。激励学生学以致用，勇于实践，不断创新。④教具（板书）演示：通过图片和实物展示及模拟患者等，增加直观认识，降低教学难度，增强教学效果。

【思政点睛】

本章节中讲到具体病案时，从大医之"大"、大医之"精"、大医之"诚"的角度融入大医精诚为主的医德教育，引导学生要德才兼备，诚信做人，增强学生的社会责任感，为人民的健康和祖国的中医药事业做出应有的贡献。

附录 方剂汇编

一画

一贯煎（《柳州医话》）

沙参 麦冬 当归 生地黄 枸杞子 川楝子

二画

二陈汤（《太平惠民和剂局方》）

半夏 陈皮 茯苓 炙甘草

八味地黄汤（《辨证录》）

熟地 山茱萸 山药 茯苓 丹皮 泽泻 川芎 肉桂

十全大补汤（《太平惠民和剂局方》）

人参 肉桂 川芎 熟地黄 茯苓 白术 炙甘草 黄芪 川当归 白芍

十灰散（《十药神书》）

大蓟 小蓟 侧柏叶 荷叶 茜草根 山栀 茅根 大黄 丹皮 棕榈皮

三画

三才封髓丹（《卫生宝鉴》）

天门冬 熟地黄 人参 黄柏 砂仁 炙甘草

三仁汤（《温病条辨》）

杏仁 白蔻仁 薏苡仁 厚朴 半夏 通草 滑石 竹叶

大补阴丸（《丹溪心法》）

知母 黄柏 熟地 龟板 猪脊髓

大造丸（《女科指掌》）

紫河车 败龟板 黄柏 杜仲 牛膝 地黄 天冬 麦冬

小建中汤（《伤寒论》）

桂枝 白芍 甘草 生姜 大枣 饴糖

小陷胸汤（《伤寒论》）

黄连 半夏 全瓜蒌

四画

六一散（《宣明论方》）

滑石 甘草

丹栀逍遥散（《医统》）

丹皮 栀子 柴胡 当归 白芍 茯苓 甘草 生姜 薄荷 白术

五皮饮(《中藏经》)

陈皮 茯苓皮 生姜皮 桑白皮 大腹皮

五苓散《伤寒论》

桂枝 白术 茯苓 猪苓 泽泻

六君子汤(《妇人良方》)

人参 白术 茯苓 炙甘草 陈皮 半夏

六味地黄丸(《小儿药证直诀》)

熟地黄 山茱萸 山药 泽泻 丹皮 茯苓

内托十宣散(参考内托十宣散)(《疮疡经验全书》)

人参 黄耆 陈皮 甘草 升麻 茯苓 白术 泽泻 当归 川芎 生地 白芍 黄芩 乌药 前胡 黄柏 知母 天花粉

木香槟榔丸(《儒门事亲》)

木香 槟榔 青皮 陈皮 莪术 黄连 黄柏 大黄 炒香附 牵牛子

牛黄丸(《医宗金鉴》)

牛黄 珍珠 天竺黄 青黛 地龙 白附子 琥珀 僵蚕 麝香 苏合油 香油

五画

归脾汤(《妇人良方》)

党参 黄芪 白术 伏神 酸枣仁 桂圆肉 木香 炙甘草 当归 远志 生姜 大枣

甘露消毒丹(《温热经纬》)

滑石 茵陈 黄芩 石菖蒲 川贝母 木通 藿香 射干 连翘 薄荷 白蔻仁

生脉散(《景岳全书》)

人参 麦冬 五味子

龙胆泻肝汤(《医宗金鉴》)

龙胆草 山栀子 黄芩 车前子 木通 泽泻 生地 当归 甘草 柴胡

瓜蒌薤白半夏汤(《金匮要略》)

瓜蒌 薤白 半夏 白酒

六画

地黄饮子(《宣明论》)

生地黄 巴戟天 山茱萸 肉苁蓉 石斛 五味子 肉桂 茯苓 麦门冬 炮附子 石菖蒲 远志 生姜 大枣 薄荷

安神丸(《兰室秘藏》)

黄连 朱砂 生地黄 当归身 炙甘草

当归六黄汤(《兰室秘藏》)

熟地 生地 黄芩 黄柏 黄连 黄芪 当归

防风通圣散(《宣明论》)

防风　荆芥　连翘　麻黄　薄荷　川芎　当归　白芍药　白术　山栀　大黄　芒硝
石膏　黄芩　桔梗　甘草　滑石　生姜

七画

沙参麦冬汤(《温病条辨》)

沙参　麦冬　桑叶　玉竹　甘草　天花粉　白扁豆

补中益气汤(《脾胃论》)

人参　黄芪　白术　甘草　当归　陈皮　升麻　柴胡

附子理中汤(《太平惠民和剂局方》)

炮附子　炮姜　人参　白术　炙甘草

八画

参苓白术散(《太平惠民和剂局方》)

人参　白术　茯苓　桔梗　山药　甘草　白扁豆　莲子肉　砂仁　薏苡仁

泻心汤(《金匮要略》)

大黄　黄芩　黄连

肾气丸(《金匮要略》)

干地黄　山药　山茱萸　茯苓　丹皮　桂枝　泽泻　附子

苓甘五味姜辛汤(《金匮要略》)

茯苓　甘草　干姜　细辛　五味子

虎潜丸(《丹溪心法》)

黄柏　知母　熟地　龟板　白芍　陈皮　牛膝　锁阳　当归　虎骨

九画

济丹方(《孙文垣医案》)

鹿角霜　当归　白茯苓　石菖莆　远志　龙骨　白石脂　益智仁　山药

茵陈术附汤(《医学心悟》)

茵陈　白术　附子　干姜　炙甘草　肉桂

香连丸(《太平惠民和剂局方》)

黄连　木香

香砂六君子汤(《时方歌括》)

木香　砂仁　陈皮　半夏　党参　白术　茯苓　甘草

香砂平胃散(《医宗金鉴》)

制苍术　姜厚朴　陈皮　炙甘草　香附　南山楂　炒神曲　炒麦芽　枳壳　白芍

十画

桂附八味丸(《医方集解》)

肉桂　附子　熟地黄　山茱萸　山药　泽泻　丹皮　茯苓

益元散（《宣明论方》）

滑石　甘草

益胃升阳渗湿汤（《孙文垣医案》）

人参　白术　黄耆　茯苓　益智仁　苍术　泽泻　附子　炮姜　炙甘草　升麻防风

柴葛解肌汤（《伤寒六书》）

柴胡　葛根　黄芩　桔梗　芍药　羌活　白芷　甘草　生姜　大枣

十一画

断下丸（《妇科不谢方》）

头二蚕沙　黄荆子　海螵蛸　樗根白皮

清营汤（《温病条辨》）

犀角　生地黄　玄参　竹叶心　金银花　连翘　黄连　丹参　麦冬

清燥救肺汤（《医门法律》）

桑叶　石膏　杏仁　人参　甘草　麦冬　麻仁　阿胶　枇杷叶

银白汤（《医方集解》）

人参　白茯苓　山药　白术　扁豆　炙甘草　升麻　知母

麻黄附子细辛汤（《伤寒论》）

麻黄　附子　细辛

黄连阿胶汤（《伤寒论》）

黄连　阿胶　鸡子黄　黄芩　白芍

黄芪建中汤（《伤寒论》）

黄芪　桂枝　白芍　甘草　生姜　大枣　饴糖

十二画

温胆汤（《备急千金要方》）

半夏　竹茹　枳实　陈皮　甘草　生姜

温肺汤（《兰室秘藏》）

丁香　防风　炙甘草　葛根　羌活　升麻　黄芪　麻黄

参考文献

［1］汪机.新安医籍丛刊·石山医案［M］.合肥：安徽科学技术出版社，1993.

［2］孙一奎.赤水玄珠［M］.北京：中国中医药出版社，1996.

［3］孙一奎.新安医籍丛刊·孙文垣医案［M］.合肥：安徽科学技术出版社，1993.

［4］江瓘.名医类案［M］.北京：中国中医药出版社，1982.

［5］郑重光.新安医籍丛刊·素圃医案［M］.合肥：安徽科学技术出版社，1993.

［6］程仑.新安医籍丛刊·程原仲医案［M］.合肥：安徽科学技术出版社，1993.

［7］程有功.新安医籍丛刊·冯塘医案［M］.合肥：安徽科学技术出版社，1995.

［8］程从周.新安医籍丛刊·程茂先医案［M］.合肥：安徽科学技术出版社，1993.

［9］汪廷元.赤崖医案［M］.扬州：江苏广陵古籍刻印社，1989.

［10］汪廷元.广陵医案［M］.扬州：江苏广陵古籍刻印社，1989.

［11］陈鸿猷.新安医籍丛刊·管见医案［M］.合肥：安徽科学技术出版社，1995.

［12］洪桂.新安医籍丛刊·洪桂医案［M］.合肥：安徽科学技术出版社，1995.

［13］吴楚.新安医籍丛刊·医验录（初集）［M］.合肥：安徽科学技术出版社，1993.

［14］吴楚.新安医籍丛刊.医验录（二集）［M］.合肥：安徽科学技术出版社，1993.

［15］程文囿.杏轩医案（初集）［M］.合肥：安徽人民出版社，1959.

［16］程文囿.杏轩医案（续录）［M］.合肥：安徽人民出版社，1959.

［17］余国佩.新安医籍丛刊·婺源余先生医案［M］.合肥：安徽科学技术出版社，1995.

［18］唐竹轩.新安医籍丛刊·舟山医案［M］.合肥：安徽科学技术出版社，1995.

［19］叶天士.临证指南医案［M］.北京：中医古籍出版社，1999.

［20］叶天士.未刻本叶氏医案［M］.上海：上海科学技术出版社，1963.

［21］叶桂撰.周学海评.叶万青辑.叶案存真类编.上海：上海科学技术出版社，2000.

［22］叶桂撰.徐灵胎评批.新安医籍丛刊·徐批叶天士晚.案真本.合肥：安徽科学技术出版社，1993.

［23］叶熙钧.新安医籍丛刊·东山别墅医案［M］.合肥：安徽科学技术出版社，1995.

［24］上海中医学院.程门雪医案［M］.上海：上海科学技术出版社，1982.

［25］王仲奇.王仲奇医案［M］.合肥：安徽科学技术出版社，1992.

［26］王任之，王宏毅，王怀英.中国百名中医临床家·王任之［M］.北京：中国中医药出版社，2001.

［27］王键，吴毅彪，任何.中国现代百名中医临床家·王乐匋［M］.北京：中国中医药出版社，2009.